MOHAMED SHARUFF A M
VEENA K.M
PRASHANTH SHENOY

Investigações de lesões vesiculobolhosas na cavidade oral

MOHAMED SHARUFF A M
VEENA K.M
PRASHANTH SHENOY

Investigações de lesões vesiculobolhosas na cavidade oral

ScienciaScripts

Imprint

Cover image: www.ingimage.com

This book is a translation from the original published under ISBN 978-620-7-64116-1.

Publisher:
Sciencia Scripts
is a trademark of
Dodo Books Indian Ocean Ltd. and OmniScriptum S.R.L publishing group

120 High Road, East Finchley, London, N2 9ED, United Kingdom
Str. Armeneasca 28/1, office 1, Chisinau MD-2012, Republic of Moldova, Europe
Printed at: see last page
ISBN: 978-620-7-61739-5

RECONHECIMENTO

"Quando expressamos a nossa gratidão, ela cresce".

Em primeiro lugar, gostaria de agradecer a Deus Todo-Poderoso e expressar a minha gratidão por me ter dado a oportunidade e a orientação para atingir o meu objetivo e ser bem sucedido nesta parte do percurso da minha vida até agora.

Gostaria de expressar a minha sincera gratidão à minha orientadora e professora, ***a Dra. Veena K.M.,*** *Professora do Departamento de Medicina Oral e Radiologia da Faculdade de Medicina Dentária de Yenepoya, pela sua orientação exemplar, acompanhamento e encorajamento constante ao longo deste trabalho. A sua sabedoria, conhecimento e compromisso com os mais elevados padrões motivam-me sempre a aprender e a crescer. Agradeço-lhe por ser a minha fonte constante de inspiração. Gostaria também de lhe agradecer os seus conselhos e a sua ajuda para manter o meu progresso dentro do prazo. Agradeço sinceramente a sua orientação, cuidado, apoio e persistência.*

Gostaria de aproveitar esta oportunidade para expressar a minha gratidão ao ***Dr. Prashanth Shenoy****, Professor e Diretor do Departamento de Medicina Oral e Radiologia da Faculdade de Medicina Dentária de Yenepoya, pelo seu encorajamento, orientação valiosa e apoio constante. A sua visão, sinceridade e motivação inspiraram-me profundamente.*

Os meus sinceros agradecimentos ao ***Dr. Laxmikanth Chatra,*** *Diretor da Faculdade de Medicina Dentária de Yenepoya, pelo seu encorajamento, orientação valiosa e apoio constante.*

Gostaria de aproveitar esta oportunidade para expressar a minha gratidão à ***Dra. Rachana Prabhu*** *e à* ***Dra. Prathima Shetty****, do Departamento de Medicina Oral e Radiologia da Faculdade de Medicina Dentária de Yenepoya, pelo seu incansável encorajamento, dedicação, orientação valiosa e apoio constante.*

Estou profundamente agradecido e grato aos membros da equipa ***Dr. Tashika Kushraj, Dr. Namratha, Dr. Umme Amarah, Dr. Anu Babu,*** *e* ***Dr. Deepthi Adappa*** *pela ajuda atempada, conselhos e informações valiosas que forneceram.*

Gostaria de agradecer a ajuda e a orientação prestadas pelos meus superiores,

a Dra. Harshini, a Dra. Aiswarya Shibu, a Dra. Prabisha, a Dra. Alfaleela, o **Dr. Mohammed Hasil** e **o Dr. Saquib Khan.** Agradeço-lhes o seu apoio.

Gostaria de agradecer aos meus colegas, **Dr. Saurabh Rai, Dr. Jaya Dayanand Kamat, Dr. Nimmi P.** e **Dr. Jeflin Steni,** que estão sempre ao meu lado com grande cooperação, ajuda e compreensão.

Gostaria também de expressar os meus sentimentos calorosos a todos os meus colegas, que estão sempre ao meu lado com grande cooperação, ajuda e apoio.

Devo tudo aos pilares da minha vida, a minha mãe, a **Sra. Beebijan,** e o meu pai, o Sr. **Abdul Malik,** pois é por causa deles que estou aqui hoje, e nenhuma palavra será suficiente para expressar a gratidão que tenho para com eles pelo seu amor e sacrifício. Eles esforçaram-se e sacrificaram toda a sua vida para fazer de mim o que sou hoje. São e serão sempre a minha fonte de força e inspiração. Vê-los envelhecer e ver as dificuldades que enfrentaram na vida por mim motiva-me e leva-me a alcançar maiores alturas. Agradeço-lhes de todo o coração o facto de terem realizado os meus sonhos e lhes terem dado asas para voar.

Gostaria também de agradecer às minhas irmãs mais velhas**, a Dra. Shagirunisha Rizvana** e a **Dra. Shalma Banu,** que sempre me acompanharam em todos os momentos, com amor e apoio contínuos durante a realização da minha dissertação.

Os meus sinceros agradecimentos ao pessoal não docente do Departamento - **Sra. Jayashree, Sra. Veena, Sra. Shwetha e Sra. Divya** e ao pessoal de radiologia **- Sra. Mamatha e Sra. Yogini** pela sua ajuda e encorajamento durante a realização da minha Dissertação.

Por fim, em suma, gostaria de aproveitar esta oportunidade para agradecer a todos os meus professores, colegas, amigos e familiares que me ajudaram direta ou indiretamente durante a elaboração deste trabalho.

Data:

Dr. Mohamed Sharuff A.M

Local: Mangalore

INVESTIGAÇÕES DE LESÕES VESICULOBOLHOSAS NA CAVIDADE ORAL

ÍNDICE

INTRODUÇÃO

As doenças vesiculobolhosas são um grupo distinto de doenças orais caracterizadas pela formação de vesículas ou bolhas. [(1)] Uma vesícula é uma cavidade ou elevação preenchida com fluido, mais pequena ou igual a 0,5 cm, enquanto uma bolha mede mais de 0,5 cm. A vesícula da mucosa rompe-se facilmente e pode ser observada apenas como uma erosão ou uma placa branca fina. [(2)] Os médicos devem ter em conta que é pouco frequente ver vesículas ou bolhas intra-orais, uma vez que estas se rompem rapidamente, deixando erosões ou úlceras. [(1)] Estas úlceras são facilmente traumatizadas pelos dentes e alimentos, e tornam-se secundariamente infectadas pela flora oral. Estes factores podem fazer com que lesões que têm um aspeto caraterístico na pele tenham um aspeto inespecífico na mucosa oral. [(3)]

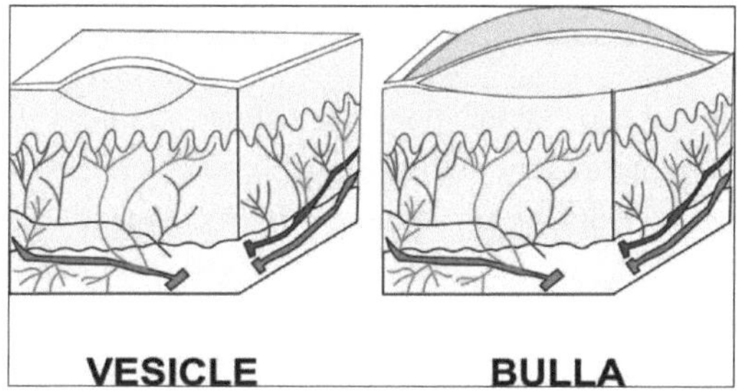

Figura 1: Uma representação esquemática da Vesícula e da Bula (Modificado de Elder DE. Lever "s histopathology of skin 10th edition, Philadelphia: Wolters Kluwer "s, Lippincott Williams & Wilkins; 2008)

As doenças vesiculobolhosas representam um grupo heterogéneo de dermatoses com manifestações proteicas. Têm um impacto notável no doente e na sua família e têm graves consequências económicas. Estas doenças têm sido objeto de investigação intensiva nos últimos anos. [(4)] O dentista está, portanto, em posição de estabelecer o diagnóstico de doenças dermatológicas antes de a lesão cutânea se tornar evidente. Neste artigo, foram explicados vários procedimentos que podem ser utilizados para o diagnóstico de lesões de VB. As doenças mucocutâneas (Muco: Membrana mucosa, cutâneo: Pele) são doenças da pele que envolvem a membrana mucosa, como a mucosa oral, a mucosa genital, etc. A pele tem um duplo papel: Em primeiro lugar, forma uma barreira protetora e, em segundo lugar, actua também como parte do aparelho imunitário especializado do corpo. As perturbações imunitárias que constituem uma parte substancial da patogénese da doença reflectem-se mais frequentemente na pele do que noutros sistemas de órgãos do corpo.[5]

A principal função do sistema imunitário é proteger um indivíduo de antigénios estranhos ou não próprios sem reagir com os seus próprios antigénios. Paul Ehrlich era da opinião de que o sistema imunitário individual podia sofrer uma reviravolta e, em vez de reagir com antigénios estranhos, o ataque também se podia concentrar nos auto-antigénios individuais.[6] Os antigénios são as substâncias que se ligam aos anticorpos e geram a produção de anticorpos. Os anticorpos são as substâncias que se formam no soro e nos fluidos dos tecidos em resposta a um antigénio e que reagem com esse antigénio de forma específica e observável. Os queratinócitos da mucosa e da pele são responsáveis pela manutenção da integridade dos tecidos, resistindo a insultos mecânicos e biológicos, evitando assim a perda de fluidos. Os desmossomas, também conhecidos como aderências da mácula, desempenham um papel importante na adesão celular acima da camada basal de queratinócitos. [7,8]

O grupo vesiculobolhoso inclui doenças virais, doenças imunomediadas e doenças que provavelmente têm um mecanismo genético. São também sugeridas causas infecciosas, neoplásicas, hematológicas, reactivas, nutricionais e idiopáticas. (1) As doenças vesiculobolhosas são caracterizadas pela perda de contacto celular entre os queratinócitos ou entre os queratinócitos basais e a membrana basal, levando à morte celular por anoikic. As vesículas resultantes podem eventualmente romper-se e formar uma úlcera. (9) Os queratinócitos e as células epiteliais estão interligados por três tipos funcionais de estruturas juncionais: junções de ancoragem, incluindo desmossomas e junções aderentes, junções de oclusão (tight junctions) e junções de nexo (gap junctions). (10) O epitélio escamoso estratificado da epiderme humana forma uma barreira contínua contra o ambiente externo. A fisiopatologia das doenças vesiculares ilustra a forma como as deficiências na adesão epitelial conduzem a perturbações caracterizadas por uma morbilidade e/ou motilidade substanciais. As doenças vesiculares podem ser hereditárias ou adquiridas; a maioria dos exemplos destas últimas são de natureza autoimune e caracterizam-se por auto-anticorpos que têm como alvo as funções de adesão que promovem as adesões célula a célula ou célula a matriz na pele. (11) A avaliação patológica das bolhas envolve uma análise sistemática, que inclui o plano de separação das bolhas, o mecanismo de formação das bolhas e o carácter do infiltrado inflamatório, incluindo a sua presença ou ausência. (4)Um fenómeno imunológico denominado epitope spreading tem sido cada vez mais reconhecido como um importante mecanismo patogénico responsável pelo início e/ou progressão de doenças auto-imunes, como as lesões mucocutâneas. O epitope spreading seria definido como uma resposta específica de linfócitos auto-reactivos (células T ou B) a epítopos endógenos, que são distintos e não reactivos com o epítopo indutor da doença, nas (mesmas ou diferentes) proteínas secundárias à libertação dessa auto-proteína durante uma resposta autoimune.[12]

As doenças auto-imunes são uma das principais causas de morte entre as mulheres jovens e de meia-idade nos Estados Unidos. As taxas de incidência variam consoante as doenças auto-imunes, com estimativas que vão desde menos de um caso recentemente diagnosticado até mais de 20 casos em adultos por 100 000 pessoas-ano. As taxas de prevalência variam entre menos de 5 por 100000 e mais de 500 por 100000. Embora a maioria das doenças possa ocorrer em qualquer idade, algumas doenças ocorrem principalmente na infância e na adolescência, em meados da idade adulta ou em adultos mais velhos. Foram documentadas diferenças étnicas e geográficas na incidência de doenças auto-imunes específicas, mas alguns grupos específicos podem estar em maior risco para algumas doenças e em menor risco para outras doenças. Assim, embora existam pontos comuns, há também diferenças demográficas importantes entre as doenças. É necessário efetuar investigação específica sobre cada doença, bem como estudos que incidam sobre doenças potencialmente relacionadas. [13]

O diagnóstico desta doença deve ser um exercício altamente satisfatório. Apesar de uma considerável sobreposição de características clínicas, uma avaliação cuidadosa dos dados clínicos, histológicos e de imunofluorescência combinados permite normalmente um diagnóstico correto dos casos. [14] A deteção de anticorpos séricos ligados aos tecidos e em circulação e a caraterização da sua especificidade molecular são obrigatórias para o diagnóstico de doenças vesiculares auto-imunes. Para o efeito, foram desenvolvidos vários métodos de imunofluorescência, bem como imunoensaios, incluindo immunoblotting, ensaio de imunoabsorção enzimática (ELISA) e imunoprecipitação. [15] A imunofluorescência contribuiu grandemente para o diagnóstico, tratamento e compreensão da fisiopatologia das lesões vesiculobolhosas da pele. [4] A correção clinicopatológica é sempre um pré-requisito essencial antes de se tomar qualquer decisão final. [14]

A presente dissertação bibliográfica é uma compilação de vários aspectos das doenças que se manifestam como vesículas e bolhas na cavidade oral, com ênfase elaborada na investigação da lesão vesiculobolhosa na cavidade oral.

CLASSIFICAÇÃO

De acordo com a localização anatómica da formação de bolhas, tais como intraepitelial, subepitelial ou envolvimento da bolha na junção dermo-epidérmica, ou seja, na lâmina lúcida e abaixo da lâmina basal. As várias classificações propostas são as seguintes

I. Com base no envolvimento de diferentes zonas do epitélio e do tecido conjuntivo:[16]

1). Epitélio

A) Bolha Intraepitelial (Envolve a Camada Granular)

a) Pênfigo foliáceo (fogo selvagem brasileiro)

b) Bolhas de fricção

c) Síndrome da pele escaldada estafilocócica

B) Envolver a camada espinhosa

a) Pênfigo Benigno Familiar (Doença de Hailey)

b) Infeção viral por herpes

c) Secundário ao calor e ao frio

d) Dermatite eczematosa

C) Envolve a camada supra basal

a) Pênfigo vulgar (PV)

b) Pênfigo vegetariano

c) Doença de Darier

D) Envolve a camada basal

a) Eritema multiforme

b) Líquen plano

c) Epidermólise bolhosa simples

d) Lúpus Eritematoso

e) Necrólise epidérmica tóxica (doença de Lyell)

2) Sub-epitélio

A) Na Lamina Lucida

a) Penfigoide bolhoso (a membrana basal permanece ligada ao tecido conjuntivo)

b) Penfigoide Cicatricial (a membrana basal permanece ligada ao epitélio)

c) Epidermólise bolhosa juncional

B) Abaixo da lâmina basal

a) Eritema multiforme

b) Epidermólise Bulhosa Distrófica

II. De acordo com Soames:[(18)]

1) Doenças vesiculobolhosas intra-epiteliais

A) Lesões acantolíticas

a) Pênfigo vulgar

b) Pênfigo paraneoplásico e outras variantes

c) Doença de Darier

B) Lesões não acantolíticas

a) Infecções virais da mucosa oral

2) Doenças vesiculobolhosas subepiteliais

A) Eritema multiforme

B) Penfigoide (Penfigoide das mucosas)

C)Epidermólise bolhosa

D) Angina bolhosa hemorrágica

E) Doença linear por IgA

F) Líquen plano bolhoso

III. Classificação da bolha intra-epidérmica por nível anatómico:[16]

1) Camada granular

A) Bolha de fricção

B) Pênfigo foliáceo

C) Dermatose pustulosa sub-córnea

D) Impetigo bolhoso

2) Camada espinhosa

A) Dermatite eczematosa

B) Infeção por herpesvírus

C) Pênfigo benigno familiar

3) Camada supra basal

A) Pênfigo vulgar

B) Doença de Darier

4) Camada basal

A) Eritema multiforme

B) Lúpus eritematoso

C) Líquen plano

D) Epidermólise bolhosa

IV. Classificação das bolhas na junção dérmico-epidérmica por nível anatómico:[16]

1. Juncional (na lâmina lúcida)

A) Epidermólise bolhosa juncional

B) Penfigoide bolhoso

2. Dermo lítico (abaixo da lâmina basal)

A) Epidermólise bolhosa distrófica

B) Epidermólise bolhosa adquirida

C) Porfiria cutânea tardia

D) Dermatite herpetiforme

Classificação com base em linhas separadas específicas:[17]

1) Intraepidérmico

A) Subcórnea/granular

a) Miliária cristalina

b) Síndrome da pele escaldada estafilocócica

c) Pênfigo foliáceo e variantes

d) Impetigo bolhoso

e) Pênfigo IgA

f) Dermatose pustulosa sub-córnea

g) Eritema tóxico neonatal

h) Melanose pustulosa neonatal transitória

i) Acro pustulose da infância

B)Espinhoso

a) Dermatite espongiótica

b) Bolha de fricção (pode estender-se à derme)

c) Miliaria rubra

d) Pigmentação incontinente

e) Pênfigo IgA

f) Epidermólise hiperqueratósica

g) Doença de Hailey

C) Base Supra

a) Pênfigo vulgar e variantes

b) Pênfigo paraneoplásico

c) Doença de Darier

2) Subepidérmico

A) Necrose, citólise ou danos nos queratinócitos basais

a) Epidermólise bolhosa simples

b) Lesões térmicas

c) Eritema multiforme

d) Gestação de herpes

B) Destruição ou rutura da zona da membrana basal epidérmica

a) **Lâmina lúcida**

I. Penfigoide bolhoso

ii. Penfigoide Cicatricial

iii. Gestação de herpes

iv. Dermatite herpetiforme V Dermatose linear por IgA
Vi Porfiria cutânea tardia

vii. Epidermólise bolhosa legalizada (juncional)

viii. Bolha de aspiração

ix. Lesões térmicas

b) **Sub-lâmina densa**

i. Lúpus eritematoso sistémico bolhoso

ii. Epidermólise bolhosa adquirida

iii. Dermatose epidermólise bolhosa linear IgA (mediada por IgA)

iv. Epidermólise bolhosa distrófica

3) **Dérmico**

A) Bolhas induzidas por penicilamina (iatrogénicas)

De acordo com a classificação de Fitzpatrick,[19] as doenças VB ou mucocutâneas foram categorizadas com base numa separação específica de acordo com o plano anatómico [Tabelas 1 e 2].

Quadro 1: De acordo com a separação a nível intra-epitelial

Camada granular	Camada espinhosa	Camada supra basal	Camada basal
Pênfigo foliáceo Pênfigo eritematoso Bolhas de fricção Impetigo bolhoso	Pênfigo benigno familiar Infeção pelo vírus do herpes simplex Herpes zoster e varicela Dermatite eczematosa	Pênfigo vulgar Pênfigo vegetativo Doença de Darier	Eritema multiforme Necrólise epidérmica tóxica (TEN) Líquen plano Lúpus eritematoso Epidermólise bolhosa simples

Quadro 2: De acordo com a separação na junção dermo-epidérmica

Lâmina lúcida	Abaixo da lâmina basal (sub-lâmina densa)
Penfigoide bolhoso Penfigoide cicatricial Epidermólise bolhosa juncional Dermatose Dermatite herpetiforme	Epidermólise bolhosaquisitiva Epidermólise bolhosa distrófica Dermatose linear por IgA Lúpus eritematoso sistémico bolhoso (LES)

As doenças mucocutâneas, que são causadas por auto-anticorpos patogénicos dirigidos contra antigénios quer na substância intercelular quer na junção dermo-epidérmica, constituem um grupo importante de doenças dermatológicas e são apresentadas na Figura 2. A Tabela 3 enumera estas condições e os antigénios visados pelos auto-anticorpos que produzem os seus efeitos específicos.

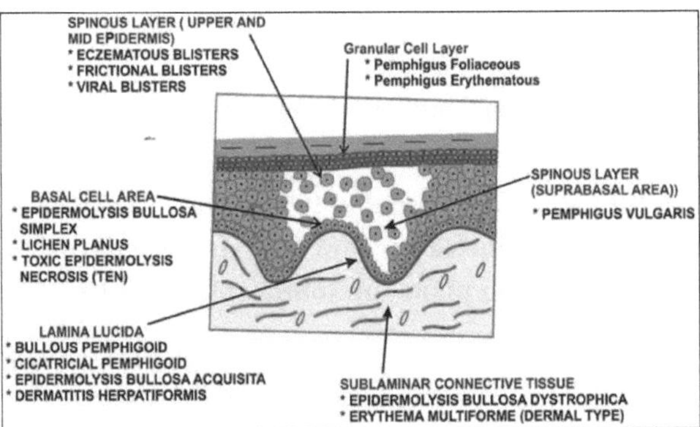

Figura 2: Uma representação esquemática da distribuição das lesões de VB (Modificado de Elder DE. Lever "s histopathology of skin 10th edition, Philadelphia: Wolters Kluwer "s, Lippincott Williams & Wilkins; 2008)

Quadro 3: Antigénios visados por anticorpos em lesões vesiculobolhosas (VB)

Lesões auto-imunes do VB	Antigénio
Pênfigo vulgar Pênfigo paraneoplásico Pênfigo foliáceo Pênfigo IgA Pênfigo herpetiforme Pênfigo cicatricial Pênfigoide bolhoso Epidermólise bolhosa Acquisita Epidermólise bolhosa simples Epidermólise bolhosa juncional Epidermólise bolhosa distrófica Eritema multiforme Dermatite herpetiforme	Desmogleína 1 e 3 Desmogleína 1 e 3, proteínas plaquinas Desmoglein 1 Dsg3, Desmo colina 1 e 2 Desmogleína 1 BP 180, laminina V BP 180 e 230 Colagénio tipo VII Queratina 5 e 14 Laminina 5 e colagénio de tipo XVII Colagénio de tipo VII E Desmo plakins Transglutaminase tecidular

Os vários procedimentos de diagnóstico para lesões de VB podem ser divididos em três categorias - técnicas clínicas, histológicas e moleculares [Tabela 4].

Quadro 4: Procedimento de diagnóstico das lesões vesiculobolhosas

Teste histológico	Técnicas moleculares
Biópsia Teste de Tzanck Teste de células LE	Imunofluorescência Técnica de divisão de sal ELISA e western blotting

BIOPSIA

A biópsia, uma palavra de origem grega (bio-vida; ossia - ver) traduzida livremente como "vista do vivo", é definida como a remoção de tecido dos organismos vivos para efeitos de exame microscópico e diagnóstico. O termo "Biopsia" foi introduzido na terminologia médica em 1879 por Ernest Besnier. (20) Uma das primeiras biopsias de diagnóstico foi desenvolvida pelo médico árabe Abul Casim (1103-1107AD). Foi utilizada uma agulha para perfurar um bócio e o material foi caracterizado. (21)

Muitas doenças de pele podem ser rapidamente diagnosticadas pelas suas características clínicas e necessitam de pouca ou nenhuma investigação. Por outro lado, alguns doentes necessitam de investigações pormenorizadas e demoradas para confirmar o diagnóstico. (22) Em termos clínicos, existem mais de 2000 doenças de pele diferentes. A gravidade e a extensão das afecções variam enormemente, desde problemas cosméticos, como a pele seca, até uma enorme variedade de doenças agudas e crónicas. (23) Assim, a biopsia cutânea é uma investigação essencial em dermatologia e os resultados histopatológicos ajudam os médicos a determinar o padrão da doença e a curar o doente com uma terapêutica específica. Embora o espetro histopatológico das doenças da pele seja variado, a apresentação clínica restringe-se apenas a algumas alterações, como a hiperpigmentação, a hipopigmentação, as máculas, as pápulas, os nódulos e algumas outras. (24) Cada apresentação clínica é comum a diferentes quadros histopatológicos e, por conseguinte, requer definitivamente uma histopatologia para a sua confirmação. A separação de cada um destes quadros torna-se importante porque o tratamento e o prognóstico tendem a ser específicos da doença. (25)

As excepções são em casos como tori, exostoses, dentes cariados sem tecido mole aderente, polpa dentária extirpada e tecidos clinicamente normais. (26) É importante que o clínico decida se uma lesão precisa de ser biopsiada ou não antes de a tratar. No que diz respeito aos tecidos moles orais, qualquer lesão em questão, se persistir durante mais de 2 semanas, mesmo após a remoção do fator irritante (se existir), deve ser submetida a biopsia. A biopsia é também aconselhável em lesões ósseas que não podem ser diagnosticadas radiograficamente e que são normalmente acompanhadas de dor, alterações da sensibilidade ou outros sintomas. (27) Qualquer tecido anormal removido da cavidade oral deve ser enviado para análise histopatológica, por muito confiante que o clínico possa estar no diagnóstico. A mucosa oral pode apresentar vesículas ou bolhas em resultado de uma variedade de infecções imunologicamente mediadas, induzidas por fármacos e doenças hereditárias ou lesões mecânicas.[28] Para além disso, existem doenças que imitam as doenças vesiculobolhosas, que devem ser diferenciadas de forma crítica.[28] As lesões vesiculobolhosas que envolvem a cavidade oral são características comuns de uma grande variedade de doenças; o clínico que tenta diagnosticar doenças ulcerativas e vesiculobolhosas intra-orais é frequentemente confrontado com várias doenças com uma aparência clínica semelhante, se não idêntica. A avaliação histopatológica, bem como a imunofluorescência, fornecem informações essenciais para facilitar um diagnóstico definitivo.

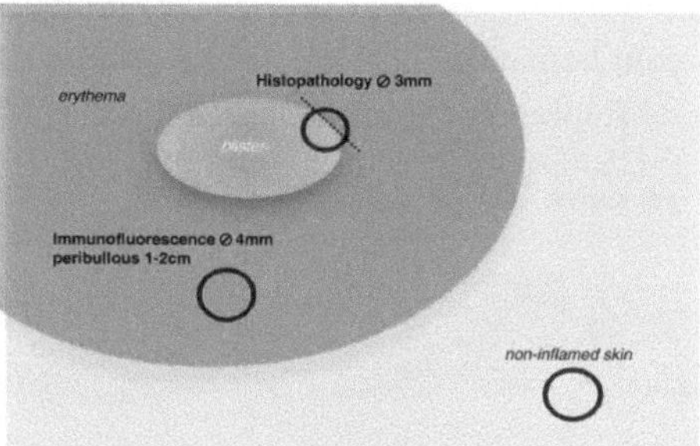

Figura - 3

A biopsia de uma vesícula ou bolha intacta e fresca é difícil, uma vez que se rompe rapidamente no ambiente oral. Por conseguinte, o local da biopsia para uma doença vesiculobolhosa deve ser adjacente à bolha (perilesional) onde o epitélio está intacto. O epitélio e o tecido conjuntivo intactos são fundamentais na avaliação de uma amostra com lesões vesiculobolhosas. [29,30] É preferível fornecer uma amostra de biopsia mais longa, mais larga e mais superficial do que uma amostra mais profunda e estreita em lesões vesiculobolhosas, uma vez que se trata de um fenómeno de superfície. A biopsia gengival deve ser evitada, uma vez que a inflamação crónica da gengiva pode confundir os aspectos histológicos. [31] O tratamento adequado de um doente com uma lesão oral pré-maligna ou maligna começa com um diagnóstico exato. O padrão de ouro atual para o diagnóstico é a avaliação histopatológica de uma biopsia de tecido da lesão suspeita. Um diagnóstico histopatológico preciso depende da realização de uma biópsia apropriada pelo clínico e do fornecimento de informações clínicas adequadas, bem como da interpretação correcta dos resultados da biópsia pelo patologista. [32]

Na obtenção de uma biópsia em doentes com erupções VB, há vários factores importantes a considerar em comparação com a maioria das outras dermatoses.[33] Os tecidos ulcerados devem ser evitados ao selecionar o local da biopsia, uma vez que podem não mostrar o teto da vesícula e os tecidos podem também ser mascarados por inflamação secundária e necrose. Para evitar resultados falsos negativos, aconselha-se o doente a suspender os esteróides tópicos pelo menos um mês antes do procedimento de biópsia[34]. Uma biópsia por punção de 3-4 mm de pele não envolvida e uma pele perilesional sem bolhas retirada de uma biópsia elíptica são geralmente consideradas amostras adequadas [Figura 3]. É ideal obter duas amostras de biopsia do local representativo ou é aconselhável dividir uma única amostra de biopsia em duas amostras iguais. Uma amostra é conservada em formalina neutra tamponada a 10% para coloração com hematoxilina e eosina e a outra é submetida ao meio de Michel para estudos de fluorescência imunológica direta (IFD) [Figura 4].

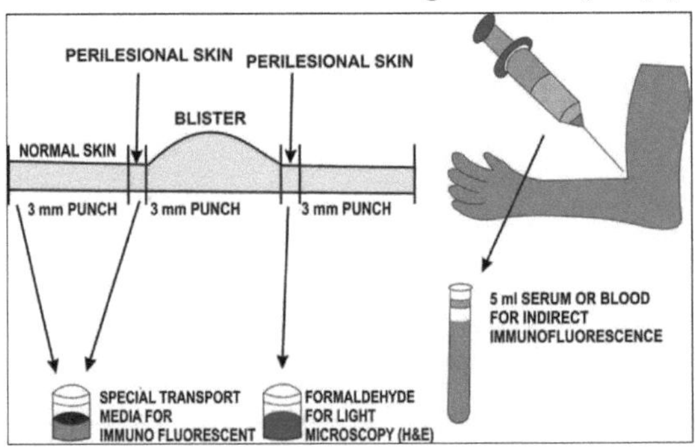

Figura 4: Procedimento de biopsia para lesões VB (Modificado de Kumaraswamy et al. Oral biopsy: Oral Pathologist "s perspective. Journal of Cancer research and Therapeutics 2012; 8(2):192-198)

Este meio (meio de Michel) evita a degradação dos tecidos sem danificar as imunorreacções, como as imunoglobulinas, o complemento e a fibrina, assegurando assim a sua preservação até 6 meses. Quando a amostra de tecido chega ao laboratório em meio de Michel, é lavada em solução salina tamponada com fosfato (PBS), de modo a remover os sais de amónio ou quaisquer proteínas sanguíneas residuais[35]. As amostras de biópsia para exames de imunofluorescência (IF) não podem ser enviadas nos conservantes de amostras habituais. Em vez disso, têm de ser enviadas em meios de transporte especiais para IF (normalmente o meio de Michel) ou como amostras "frescas". Para este último caso, o médico utiliza um recipiente estéril forrado com gaze humedecida com soro fisiológico, no qual a amostra de biópsia é selada e depois transportada para o patologista -statl ou congelada até ser recolhida. A pele perilesional é a melhor para o teste DIF de doenças bolhosas

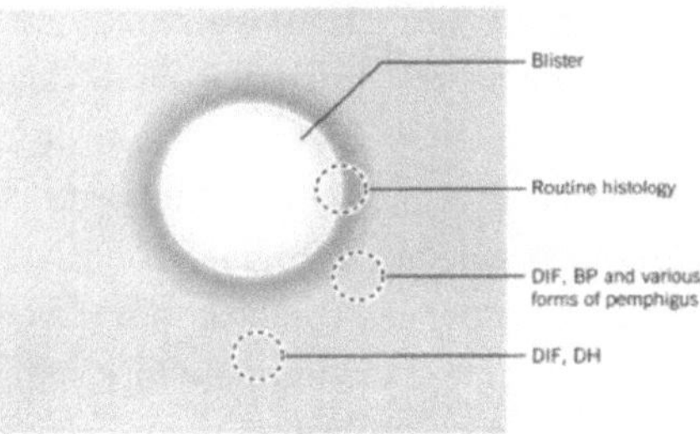

Figura 5:

A pele lesional é necessária para a avaliação patológica. No entanto, nas erupções VB, a inclusão da pele perilesional permite um ponto de aderência do teto da lesão ao resto da lesão - É necessária uma amostra de soro ou sangue do doente para a fluorescência imunológica indireta (IDIF). Na doença VB, a escolha das lesões para a colheita de amostras é importante. As lesões ideais são frescas (com menos de 24-48 horas), intactas e sem escoriações vesiculobolhosas, com pele perilesional normal ou eritematosa incluída no campo de biópsia. Quando se opta por efetuar uma biópsia diagnóstica para qualquer uma das doenças bolhosas, a amostra deve conter epitélio. Uma amostra proveniente exclusivamente de uma úlcera ou erosão terá pouco valor diagnóstico. A razão é simples: os antigénios alvo que serão expostos à imunofluorescência encontram-se intra-epiteliais, ou à volta da membrana basal para lesões vesiculobolhosas. Sem o epitélio, o antigénio não pode ser identificado utilizando técnicas de imunofluorescência direta. Ao obter uma biopsia em doentes com lesões vesiculobolhosas, há vários factores importantes a considerar para as técnicas de imunofluorescência: enviar tecido fresco congelado ou submetido a um meio de transporte especial (meio de Michel). A fixação em formalina destrói as proteínas antigénicas e torna o exame de IFD inútil. O tecido perilesional é o melhor para o exame de imunofluorescência indireta das doenças bolhosas É necessária uma amostra de soro do doente para a imunofluorescência indireta (IIF) Informar o patologista sobre o local exato do tecido Deve ser enviada uma segunda amostra adicional para a histologia de rotina Comunicar com o patologista antes da biopsia Lesões de Ing para estudos de imunofluorescência. Pontos a considerar no envio da biopsia para estudos de imunofluorescência [36

TESTE TZANCK

Em dermatopatologia, o teste de Tzanck, ou esfregaço de Tzanck, consiste na raspagem da base de uma úlcera para procurar células de Tzanck. Por vezes, é também designado por teste cutâneo da varicela e teste cutâneo do herpes. É um teste simples, de baixo custo e rápido, efectuado no consultório[37] George Papanicolaou é considerado o pai da citologia esfoliativa, mas a citologia foi utilizada pela primeira vez em doenças cutâneas por Tzanck, em 1947, para o diagnóstico de doenças VB, nomeadamente o herpes simplex. Desde então, a citologia tem sido amplamente utilizada pelos dermatologistas para o diagnóstico. [38]

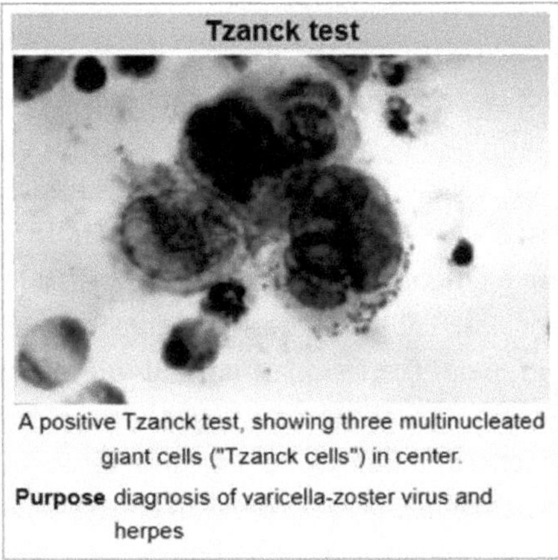

Figura 6: As células de Tzanck (células acantolíticas) encontram-se em:[39]

- Herpes simplex
- Varicela e herpes zoster
- Pênfigo vulgar
- Citomegalovírus

Arnault Tzanck efectuou os primeiros exames citológicos para diagnosticar doenças de pele.[40] Para diagnosticar o pênfigo, identificou células acantolíticas e, para diagnosticar infecções herpéticas, identificou células gigantes multinucleadas e células acantolíticas. Alargou as suas descobertas citológicas também a certos tumores cutâneos. Embora o exame citológico possa fornecer um diagnóstico rápido e fiável para muitas doenças da pele, a sua utilização está limitada a algumas doenças. Nas regiões endémicas, o teste de Tzanck é utilizado para diagnosticar a leishmaniose e a lepra. Noutras regiões, o teste de Tzanck é utilizado principalmente para diagnosticar o pênfigo e as infecções herpéticas. Algumas clínicas utilizam biópsias mesmo para as infecções herpéticas.(41) Isto deve-se ao facto de as vantagens deste teste não serem bem conhecidas e de os principais manuais de dermatopatologia não incluírem secções dedicadas à citologia ou ao esfregaço de Tzanck.(42) Foi desenvolvido um modelo de aprendizagem profunda denominado Tzanck net para reduzir a barreira da experiência necessária para utilizar este teste.(43)

Procedimento

O esfregaço de Tzanck é uma técnica muito simples e rápida. No caso de infecções virais, as amostras devem ser colhidas de uma vesícula fresca, em vez de uma vesícula com crostas, para garantir a produção de um número de células infectadas com vírus em várias dermatoses cutâneas. O procedimento para o teste de Tzanck é o seguinte

1. Destapar a vesícula e raspar a base com uma lâmina de bisturi esterilizada n.º 15

2. Esfregaço com algodão numa lâmina de vidro limpa

3. Fixar com calor suave ou secar ao ar

4. Fixar com MeOH (Metanol)

5. Corar com Giemsa, azul de metileno ou corante de Wright.

6. Exame microscópico com uma lente de imersão em óleo. (Procurar células gigantes multinucleadas) (44)

Pode ser efectuado um teste modificado utilizando agentes patenteados, o que requer menos passos e permite que a amostra seja fixada mais rapidamente.

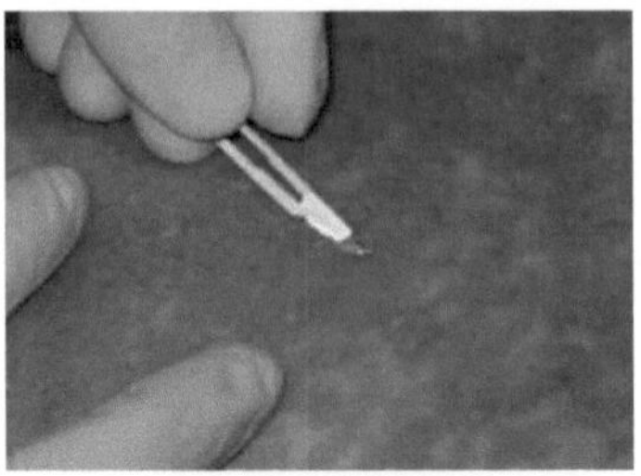

Deroof blister

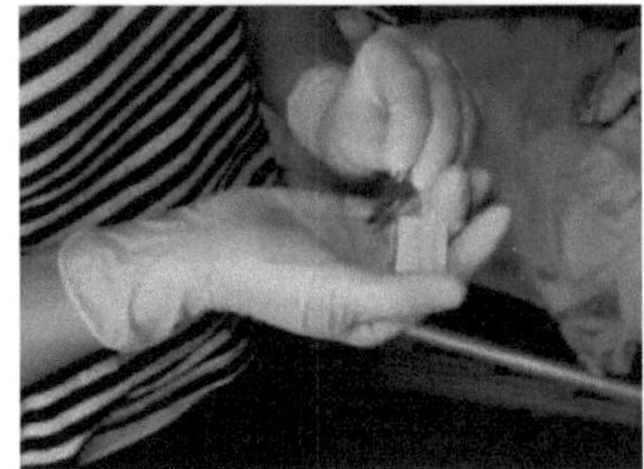

Esfregaço em lâmina

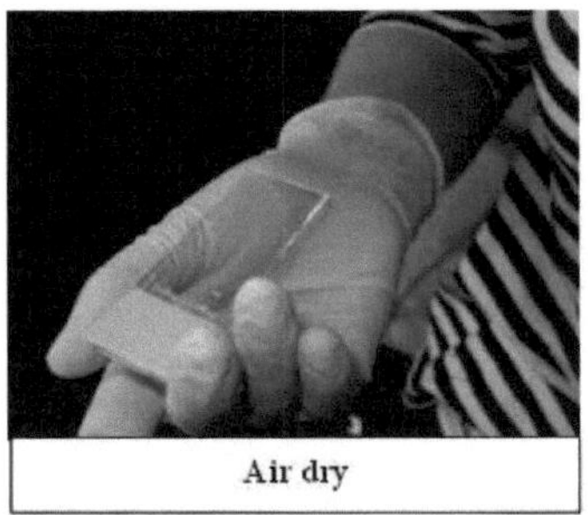

Air dry

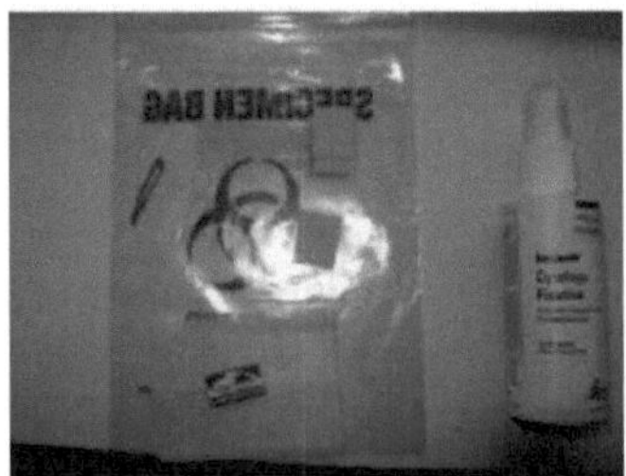

Adicionar fixador

LABORATÓRIO

A lâmina é corada. A escolha da coloração depende da amostra e das possibilidades de diagnóstico.

Coloração de Giemsa

Deita-se a coloração de Giemsa sobre a lâmina. Após 15 minutos, a lâmina é lavada com água esterilizada.

• O citoplasma da célula cora-se a azul

• Os núcleos coram-se de púrpura/vermelho/rosado

Azul de toluidina

O azul de toluidina é mais rápido do que o Giemsa, uma vez que apenas requer uma coloração durante 60 segundos. (45) Uma célula de Tzanck típica é um queratinócito grande e redondo com um núcleo hipercromático com condensação periférica de cromatina, nucléolos nebulosos ou proeminentes e citoplasma basófilo abundante.[46] A coloração basofílica é mais profunda perifericamente na membrana celular (células "com bordas de luto") devido à tendência do citoplasma de se condensar na periferia, levando a um halo perinuclear.

Indicação [47]

• Identificação das células gigantes que acompanham as infecções virais vesiculares (herpes simplex, varicela e herpes zoster), geralmente designadas por células gigantes virais
• Para identificação de acantólise, uma alteração tecidular caraterística que ocorre no pênfigo.

Interpretação

• Para além de aglomerados de células epiteliais, um esfregaço de Tzanck contém uma variedade de células inflamatórias, eritrócitos e filamentos de fibrina

• As vesículas do herpes simplex contêm um número variável de grandes células multinucleadas conhecidas como células gigantes virais. Estas distinguem-se dos aglomerados de células epiteliais pela falta de granularidade no citoplasma e pela ausência de membranas intracelulares

• Os corpos de inclusão não são revelados pela coloração de Giemsa e só podem ser vistos se o esfregaço for corado pela técnica mais elaborada de Papanicolaou ou hematoxilina e eosina

• As vesículas do pênfigo contêm elementos inflamatórios, bem como células epiteliais que se separaram das células adjacentes através do processo de acantólise.

Achados citológicos

Para a avaliação microscópica, as amostras são primeiro analisadas com objectivas de baixa ampliação (X4 e X10) e depois examinadas em pormenor com a objetiva de alta ampliação (X100). As objectivas X4 são utilizadas para selecionar as áreas a investigar em pormenor e para detetar alguns ectoparasitas, mas a base do processo de diagnóstico citológico é a objetiva X10. Com a ampliação X10, avaliam-se as características individuais das células, a relação das células entre si e a presença de alguns agentes de infeção e infestação. Por este motivo, a maior parte do exame citológico é efectuada com esta ampliação e a maioria das amostras é diagnosticada com esta ampliação. Os principais achados citológicos que são observados com baixa ampliação ou, por outras palavras, que devem ser investigados de acordo com as características clínicas do doente são os seguintes: células acantolíticas, células girinosas, inflamação granulomatosa, agentes infecciosos e aumento de células específicas.

Principais indicações, resultados citológicos e valor diagnóstico do teste de esfregaço de Tzanck [48]

Infecções cutâneas

• Infecções bacterianas

o Impetigo bolhoso: disqueratose, células acantolíticas, aglomerados de cocos, neutrófilos abundantes

o Síndrome da pele escaldada estafilocócica: disqueratose, células acantolíticas, pouca ou nenhuma inflamação, cocos, ausência de neutrófilos abundantes

- **Infecções virais**

  - Herpes simplex e herpes zoster: Células gigantes multinucleadas em balão e corpos de inclusão eosinofílicos
  - Verrugas virais: coilocitose
  - Molusco contagioso: corpos de inclusão intracitoplasmáticos ("corpos de Henderson-Patterson")
  - Febre aftosa: núcleos sinciciais, ausência de células acantolíticas

- **Infecções fúngicas**

  - Candidíase: pseudo-hifas e esporos
  - Histoplasmose
  - Criptococose
  - Esporotricose: leveduras esféricas, ovais ou em forma de charuto e corpos asteróides

- **Parasitas**

  - Sarna: Sarcoptic scabiei (4 pares de patas e múltiplos espinhos cuticulares dorsais)
  - Leishmaniose: corpos de Leishman-Donovan de forma elipsoide, células de Wright

Vantagens

O esfregaço de Tzanck tem as seguintes vantagens

- É pouco dispendioso
- Resulta num desconforto mínimo para os pacientes
- É rápido: útil para a avaliação inicial, ou quando é necessário um diagnóstico rápido ou em caso de recidiva da doença. Um diagnóstico mais rápido permite o início precoce do tratamento.

Desvantagens

O esfregaço de Tzanck requer conhecimentos especializados:

- Ao preparar o diapositivo
- Na interpretação da citologia

Os falsos negativos podem ocorrer em casos de doença precoce ou tardia.

FENÓMENO DE INCLUSÃO CELULAR OU TESTE LE

A descoberta da célula do lúpus eritematoso (LE) em 1948 por Hargraves et al.[49] foi um marco tanto para a investigação científica como para o diagnóstico clínico, pois foi o primeiro teste laboratorial para esta doença autoimune complexa. O teste das células LE facilitou o procedimento de diagnóstico. No entanto, a sua utilização intensa e alargada durante os anos seguintes revelou que a célula LE não é específica para doentes com LE. [50,51] Por conseguinte, os métodos estabelecidos posteriormente que permitem medir diretamente os auto-anticorpos anti-dsDNA no soro do doente substituíram o teste das células LE. Atualmente, existe um conjunto de provas de que a desregulação da apoptose (morte celular programada) desempenha um papel na patogénese de doenças auto-imunes como a LE. [52–53] Além disso, o fenómeno negligenciado das células LE volta a suscitar interesse, uma vez que investigadores do grupo de Alarcon-Segovia demonstraram que as células LE resultam da fagocitose de corpos apoptóticos induzida por anticorpos antinucleares. [54,55]

Este teste foi explicado pela primeira vez por Hargraves para o LE sistémico (SLE). Nos tecidos, os núcleos das células danificadas reagem com anticorpos antinucleares (ANA), perdem o seu padrão de cromatina e tornam-se homogéneos para produzir LE ou corpos de hematoxilina (corpo redondo amorfo no citoplasma da célula). Se o soro de um doente com LES for adicionado à camada leitosa de sangue normal, desenvolve-se uma célula LE típica. A célula LE é qualquer leucócito fagocitário (neutrófilos ou macrófagos) que engoliu o núcleo desnaturado de uma célula lesada e contém um corpo redondo amorfo (corpo LE), globulina nuclear sérica (IgG) e complemento [Figura 7] (56,57)

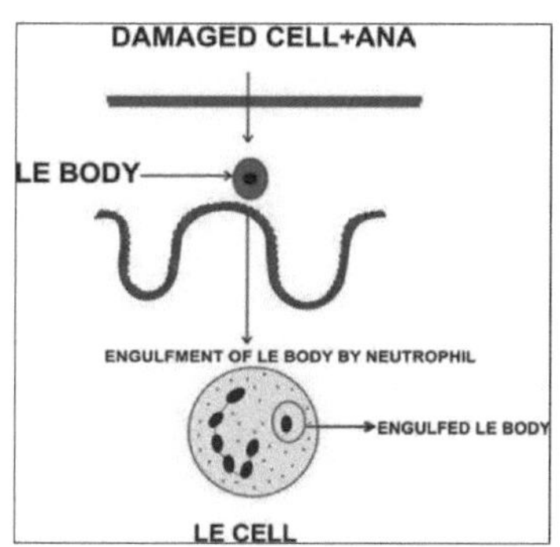

Figura 7: Célula de Lúpus Eritematoso

Imunofluorescência direta do lúpus eritematoso

No lúpus eritematoso (LE), os imunocomplexos têm como alvo os componentes nucleares dos queratinócitos e as estruturas da zona da membrana basal. A IFD ajuda na confirmação diagnóstica do eritema lúpico ao sus, distinguindo-o de outras doenças. Podem ocorrer depósitos de IgG, IgM, IgA e C3, para além de outros reagentes imunitários na BMZ. Existem vários padrões de depósito na BMZ, tais como: homogéneo, fibrilar, linear e granular, que podem ser focais ou contínuos. Corpos cistóides fluorescentes podem ser observados na derme na junção dermo-epidérmica com IgM ou IgA. A prevalência de imunoglobulinas no BMZ é parcialmente determinada pela idade, localização e morfologia da lesão, atividade da doença e tratamento. [58,59,60]

Lúpus eritematoso cutâneo crónico

No lúpus eritematoso cutâneo crónico (LECC), a ocorrência de depósitos de reagentes imunitários varia entre 60 e 90%. A IFD mostra frequentemente positividade no LECC após o segundo mês da doença. O local da biopsia é extremamente importante: as lesões no tronco são geralmente negativas, enquanto as da porção cefálica, pescoço e extremidade superior apresentam mais de 80% de positividade. IgG e IgM com padrão homogéneo, granuloso ou reticulado (Figura 8) são os mais frequentes, sendo que a maioria dos autores encontra maior positividade para IgM. A IFD é geralmente negativa na pele saudável. [60,61,62] Os corpos citoides fluorescentes (IgA e IgM) encontram-se na derme papilar e representam a degenerescência dos queratinócitos basais. Não são exclusivos do LE, uma vez que são frequentemente encontrados no líquen plano (LP) e noutras dermatoses inflamatórias.

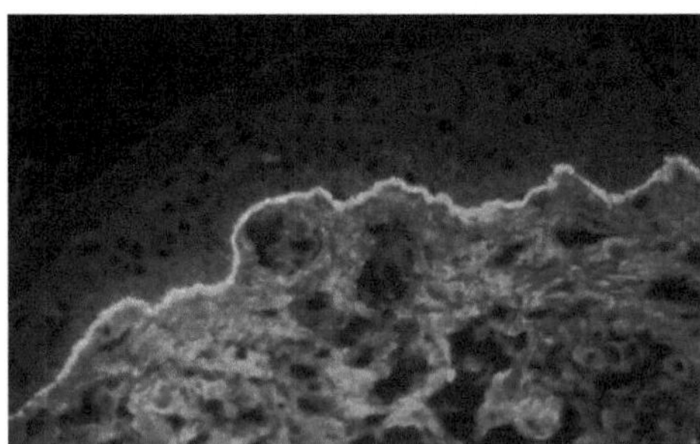

FIGURA 8: LÚPUS ERITEMATOSO - IGG HOMOGÉNEO NA ZMB

Lúpus eritematoso cutâneo subagudo (LESC)

Os achados de IFD são semelhantes aos do CCLE, com positividade em torno de 54 e 100% dos casos. No entanto, a fluorescência do BMZ é frequentemente granulosa e ocorre ocasionalmente fluorescência dos núcleos dos queratinócitos - o fenómeno ANF in vivo.(59,60,62)

Lúpus eritematoso sistémico

No lúpus eritematoso sistémico (LES), os depósitos de reagentes imunitários (teste da banda lúpica = LBT) são essenciais para o diagnóstico e prognóstico da doença quando associados a achados clínicos e testes serológicos. Como teste de diagnóstico, o LBT é 60 a 90% sensível na pele normal fotoexposta de doentes com LES, em comparação com áreas não expostas (40-60%). A área atualmente recomendada é a área deltoide ou a porção dorsal do antebraço. Como teste de prognóstico, a LBT deve ser efectuada na área não exposta da pele normal (região glútea e porção flexora do antebraço). Num estudo realizado por Gilliam et al. 38 com 42 doentes com LES, 55% apresentavam depósitos de imunoglobulina na pele não envolvida (LBT). A LBT foi positiva em 70% dos pacientes com LE renal e em 31% dos casos de LE sem agressão renal. Os depósitos de imunocomplexos envolvem várias imunoglobulinas, associadas ou não ao C3. A associação mais frequente é de IgG/IgM. A fluorescência pode também ocorrer nas paredes dos vasos dérmicos, nos anexos e nos núcleos dos queratinócitos. [60,62]

No lúpus eritematoso (LE), os imunocomplexos têm como alvo os componentes nucleares dos queratinócitos e as estruturas da zona da membrana basal. A IFD ajuda na confirmação diagnóstica do lúpus eritematoso, distinguindo-o de outras doenças. Podem ocorrer depósitos de IgG, IgM, IgA e C3, para além de outros reagentes imunitários na BMZ. Existem vários padrões de depósito na BMZ, tais como: homogéneo, fibrilar, linear e granuloso, que podem ser focais ou contínuos. Corpos citoides fluorescentes podem ser observados na derme na junção dermo-epidérmica com IgM ou IgA. A prevalência de imunoglobulinas no BMZ é parcialmente determinada pela idade, localização e morfologia da lesão, atividade da doença e tratamento. [60,61,62]

TÉCNICAS DE IMUNOFLUORESCÊNCIA

As doenças vesiculobolhosas cutâneas auto-imunes são raras, com uma incidência que varia entre 0,5 e 3,2 casos/100.000 habitantes/ano.[63] A imunofluorescência (IF) é uma técnica de coloração bioquímica fiável para a deteção de anticorpos que se ligam a antigénios nos tecidos ou que circulam nos fluidos corporais. [64] As doenças bolhosas imunes são um grupo de doenças auto-imunes em que os componentes da epiderme e da zona da membrana basal são visados, resultando na formação de bolhas cutâneas e mucosas. O diagnóstico destas doenças auto-imunes da mucosa oral requer uma correlação clinicopatológica e os métodos de imunofluorescência constituem um complemento útil da microscopia ótica. (65) A relativa simplicidade e precisão da técnica tornaram a imunofluorescência uma técnica poderosa no diagnóstico de doenças auto-imunes. [66] A fluorescência é a propriedade de absorver raios de luz de um determinado comprimento de onda e de emitir raios com um comprimento de onda diferente. Os corantes fluorescentes aparecem brilhantemente sob luz ultravioleta, uma vez que convertem o ultravioleta em luz visível. [67]

Os dois principais métodos de marcação imunofluorescente são a marcação direta e a indireta. A imunofluorescência direta é utilizada com menos frequência, sendo o anticorpo contra a molécula de interesse conjugado quimicamente a um corante fluorescente. Na imunofluorescência indireta, o anticorpo não marcado específico para a molécula em causa é designado por anticorpo primário e um segundo anticorpo anti-imunoglobulina marcado com um corante fluorescente é dirigido para a porção constante do primeiro anticorpo, designado por anticorpo secundário. [68,69] (Figura 9).

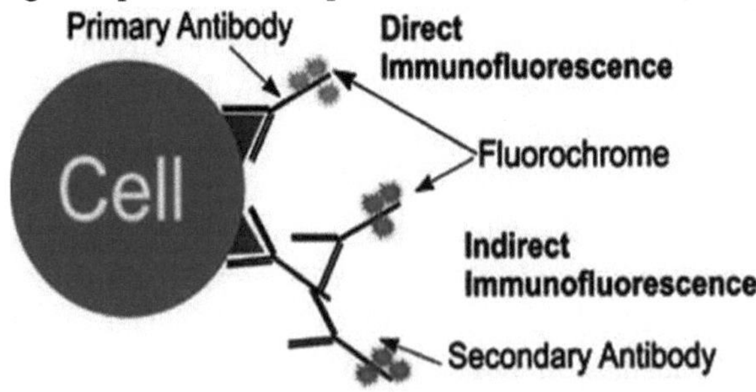

Figura 9. Imunofluorescência direta e indireta mostrando anticorpos marcados com corante fluorocromo

Os estudos de imunofluorescência são considerados o "padrão ouro" para o diagnóstico de doenças bolhosas auto-imunes. No entanto, não foi antes de 1941 que Coons et al. desenvolveram as técnicas de imunofluorescência pela primeira vez. Uma descoberta que tornou possível a observação microscópica de antigénios, anticorpos e substâncias relacionadas em secções de tecidos ou em esfregaços de células. [70] Beutner e Jordon, em 1964, utilizaram esta tecnologia recém-introduzida, demonstrando anticorpos no soro de doentes com pênfigo, por imunofluorescência indireta. [71] Jordon et al. realizaram imunofluorescência direta na pele lesional e perilesional em 1971 para demonstrar a deposição de anticorpos IgG nos espaços intercelulares da epiderme. [71] Inicialmente, a maior parte dos esforços foram feitos na purificação de anti-soros, na procura de marcadores de marcação ideais, na melhoria do seccionamento em criostato, numa melhor microscopia fluorescente e no aumento da sensibilidade da microfotografia. [70] Durante os anos seguintes, foram utilizados substratos mais recentes e substratos modificados, por exemplo, espécimes divididos em sal, para imunofluorescência direta e indireta, a fim de aumentar a sensibilidade e a especificidade da técnica. [72]

PRINCÍPIO DA FLUORESCÊNCIA

Quando um quantum de luz é absorvido por um átomo ou molécula, um eletrão salta para um nível de energia mais elevado, deslocando assim um eletrão do seu suporte. Quando este eletrão deslocado regressa ao seu estado fundamental original, emite um quantum de luz. Este fenómeno é designado por fotoluminescência e é de dois tipos: Fluorescência e fosforescência. A fluorescência é a propriedade de certas substâncias que, quando iluminadas por uma luz de um determinado comprimento de onda, reemitem a luz para um comprimento de onda maior. Estas substâncias que apresentam fluorescência são designadas por fluorocromos e os fluorocromos mais utilizados são o isotiocianato de fluoresceína (FITC), que produz uma cor verde-maçã; o isotiocianato de tetrametil-rodamina (TRITC), que apresenta uma fluorescência vermelha; e a ficoeritrina, que também apresenta uma fluorescência vermelha.[73] Estes marcadores são detectados por meio de um microscópio de fluorescência equipado com uma fonte de luz de vapor de mercúrio ou de xénon, juntamente com filtros excitadores e de barreira. Na fosforescência, a emissão continua a persistir mesmo depois de a luz excitadora ser cortada.

IMUNOFLUORESCÊNCIA DIRECTA

O melhor local e o tempo de evolução das lesões cutâneas para a realização de uma biopsia para exame de imunofluorescência direta (IFD) dependem da doença em investigação. Em geral, a biópsia deve ter uma extensão (punch de 4 mm) e profundidade adequadas que envolvam a epiderme e a derme em proporção suficiente. Além disso, a amostra será melhor para análise quando o procedimento envolver menos traumas. [74]

Os seguintes locais são recomendados para biópsia:

Na dermatose vesiculobolhosa autoimune, o melhor local é a região perilesional; Nas colagenases, a biópsia deve ser feita na lesão ativa em evolução (evitar lesões recentes, com menos de 60 dias); Nas vasculites, deve-se dar preferência a lesões recentes com até 24 horas de evolução. Após o procedimento, o material pode ser imediatamente congelado em azoto líquido ou colocado em meio de transporte próprio - meio de Michel. [75] O meio de Michel é composto por sulfato de amónio, N-etil- maleimida e sulfato de magnésio num tampão de citrato, o que permite a conservação da amostra até duas semanas. [76,77] A amostra é então seccionada num crióstato em fragmentos de 4 mícrones. Anticorpos primários anti-humanos conjugados com fluoresceína FITC (anti-IgA, anti-IGG, anti-IgM e anti-C3) são aplicados a cada secção e a leitura é feita em microscopia de fluorescência (Figura 10). [74]

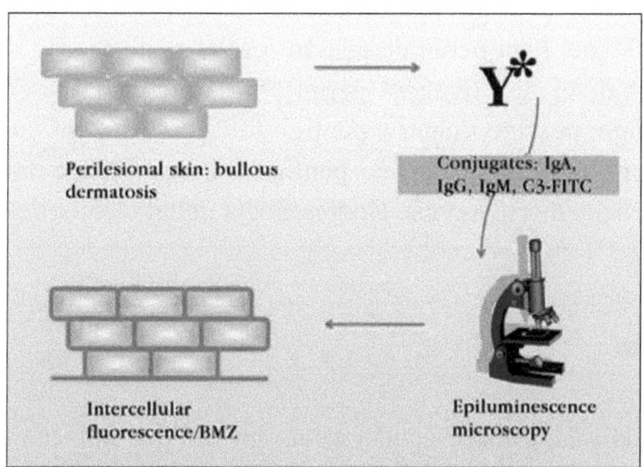

FIGURA 10: IMUNOFLUORESCÊNCIA DIRETA

PROCEDIMENTO

Cortam-se secções congeladas de 5μm de espessura com criótomo, colocam-se em lâminas e secam-se ao ar durante 10 minutos (min)

As secções são lavadas em PBS a um pH de 7,4 durante 10 minutos

As secções são novamente secas ao ar e incubadas com anticorpos marcados com FITC durante 30 minutos a 37° C. Os anti-soros para IgG, IgA, IgM, fibrinogénio e o componente C3 do complemento devem ser utilizados por rotina.

As secções são novamente lavadas em PBS para remover o Ab não ligado, secas ao ar e montadas numa gota de glicerol tamponado

A secção é então visualizada com um microscópio fluorescente

Fluxograma que descreve o procedimento de Imunofluorescência Direta

1. epitélio

Existem dois padrões de fluorescência intra-epitelial: a fluorescência intercelular, típica do pênfigo, e a fluorescência nos núcleos dos queratinócitos (ANF in vivo), geralmente observada nas doenças do tecido conjuntivo.

1.2Fluorescência intercelular

Todas as formas de pênfigo são caracterizadas pela perda de adesão celular, levando à acantólise. Esta perda de adesão resulta na formação de bolhas intra-epidérmicas. O nível de clivagem permite-nos diferenciar as duas principais formas de pênfigo: pênfigo vulgar e pênfigo foliáceo. No pênfigo vulgar (PV), a clivagem é supra basal, enquanto no pênfigo foliáceo (PF) é intra Malpighi. A imunofluorescência direta revela fluorescência intercelular, de padrão linear, intraepidérmica. [78,79]

Pênfigo foliáceo

Os resultados da imunofluorescência direta no pênfigo foliáceo clássico (PF) e no pênfigo foliáceo endémico (EPF) apresentam as mesmas características. Os auto-anticorpos IgG têm como alvo a desmogleína 1 (Dsg1), o principal auto-antigénio no PF.

FID: depósitos intercelulares de IgG e C3 são encontrados em toda a epiderme (Figura 11a) em 100% dos casos de doença ativa. [74] Os auto-anticorpos da classe IgG também se depositam no epitélio escamoso oral, apesar da ausência de lesões clínicas de FEP nas membranas mucosas. [74,80] As subclasses de IgG podem ser utilizadas, mostrando que em doentes com lesões activas de FEP o isótipo IgG predominante é o IgG4, em contraste com o IgG1, encontrado mais frequentemente em doentes em remissão. [81,82]

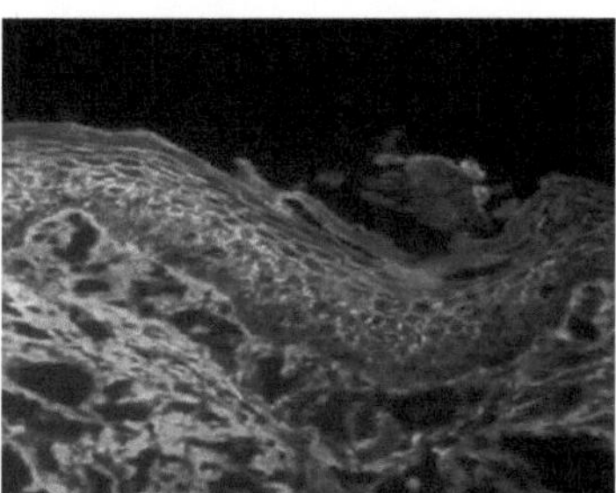

FIGURA 11: A. PEMPHIGUS foliaceus. IGG linear, intercelular, intraepitelial

Pênfigo vulgar

Os auto-anticorpos IgG depositam-se na pele e no epitélio escamoso oral. No pênfigo vulgar (PV) com lesões exclusivas das membranas mucosas, os auto-anticorpos IgG têm como alvo a desmogleína 3 (Dsg3), um auto-antigénio de maior expressão nas porções inferiores da epiderme. Quando as lesões mucocutâneas estão presentes, os doentes com PV podem também apresentar anticorpos contra a Dsg1 e indicar um pior prognóstico da doença.
(82) À semelhança da PF, as lesões activas de PV apresentam IgG4, em contraste com os doentes em remissão, onde prevalece a IgG1. [83]

DIF: depósitos intercelulares de IgG e C3; estes últimos estão predominantemente localizados nas camadas inferiores dos epitélios (Figura 11 b) em PV com envolvimento da mucosa em 100% dos casos de doença ativa.

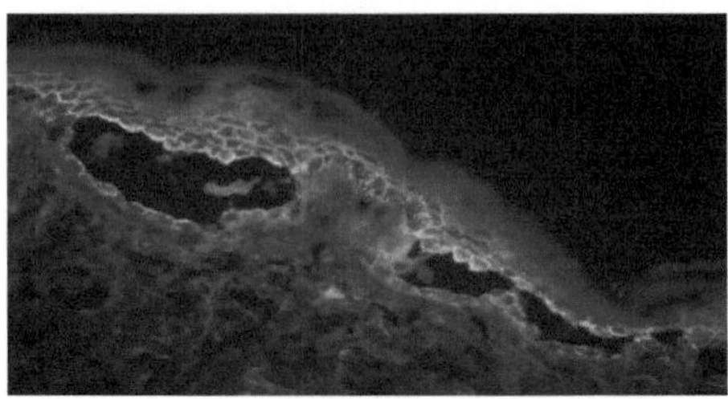

FIGURA 11: B. Pênfigo vulgar. C3 linear, intercelular, camadas inferiores do epitélio

Pênfigo herpetiforme

O pênfigo herpetiforme (PH) é uma variante do PV ou PF, em que se observam clinicamente pápulas e vesículas pruriginosas agrupadas. Assemelha-se à dermatite herpetiforme. Os achados da FID são semelhantes aos do PF ou PV, ou seja, depósitos de IgG intercelulares intra-epiteliais. [74,84]

Pênfigo paraneoplásico

O pênfigo paraneoplásico (PNP) é uma dermatose bolhosa de prognóstico grave, descrita por Anhalt et al. em 1990. A doença afecta a pele e as membranas mucosas e está associada a neoplasmas (doença de Castleman, linfomas, timomas). É muito semelhante à PV, mas apresenta diversidade de autoantigénios (reatividade com desmogleína 3, Desmo plakins e antigénios BMZ). [85] DIF: Padrão semelhante ao do PV, mas com depósitos homogéneos ocasionais de IgG e C3 na zona da membrana basal (Figura 11 c). Uma forma de diferenciar PNP de PV é realizar imunofluorescência indireta (IIF) utilizando como substrato células epiteliais de vesículas de ratinho (epitélio simples não estratificado, de transição). [86]

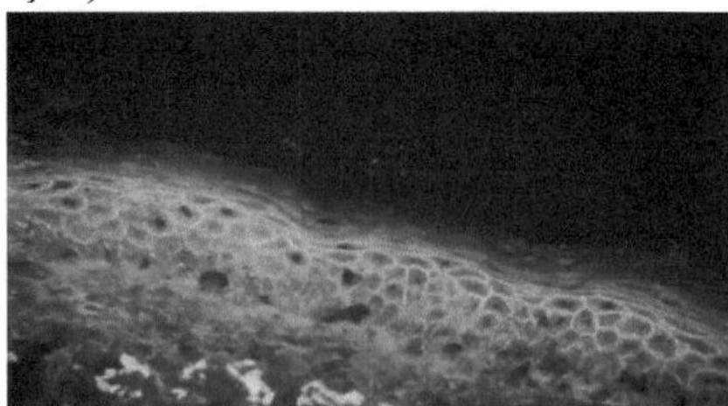

FIGURA 11: C. Pênfigo paraneoplásico. IgG linear, intercelular, intraepidérmica e homogénea, focal na BMZ

Pênfigo IgA

O pênfigo IgA (IGAP) é uma dermatose acantolítica neutrofílica rara. Caracteriza-se por depósitos de IgA intra-epidérmicos intercelulares na IFD (Figura 11d). Pode ser classificada em dois tipos: dermatose pustular sub-córnea (DPS), cujo auto-antigénio é a Desmo Collin 1 (Dsc1) e dermatose neutrofílica intra-epidérmica (DNI). [87,88]

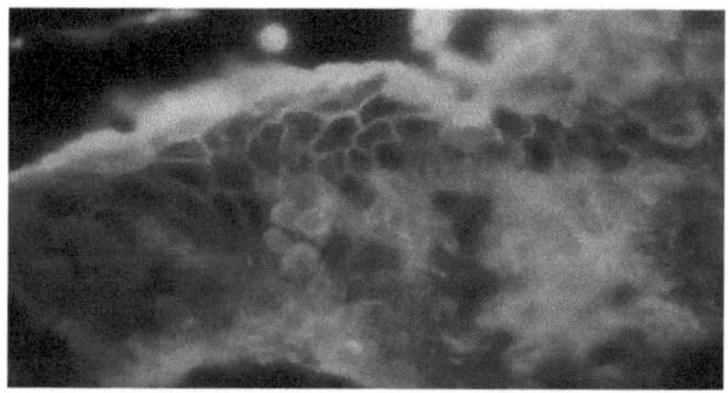

FIGURA 11:D. Pênfigo IgA - IgA intercelular, intra-epitelial

1.2 FACTOR ANTINUCLEAR IN VIVO

Os depósitos de imunoglobulinas, especialmente IgG ou complemento (C3) nos núcleos dos queratinócitos (Figura 12), podem aparecer em doenças auto-imunes, como o lúpus eritematoso, a doença mista do tecido conjuntivo (DMTC), a síndrome de sobreposição e a vasculite. Este fenómeno é designado por fator antinuclear (ANF) in vivo e tem uma imunopatologia desconhecida. Setenta e um por cento dos doentes também apresentam anticorpos antinucleares circulantes. Este padrão de DIF pode ser uma das primeiras evidências de doença autoimune, com valor preditivo positivo para colagenases variando de 75% a 88%. (89,90)

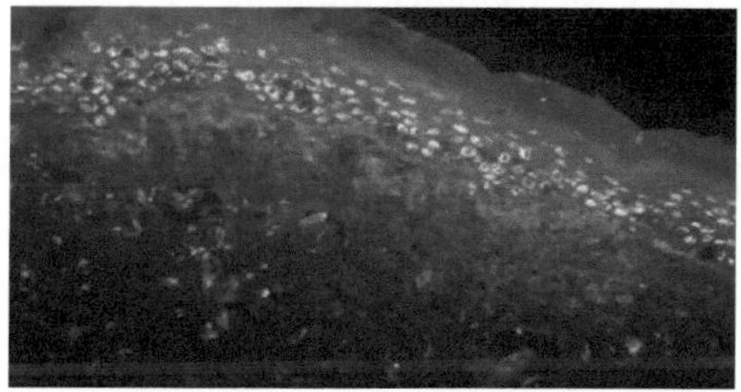

FIGURA 12: IN VIVO ANF

1. Zona da membrana basal

A zona da membrana basal (BMZ) ou junção dermo-epidérmica apresenta várias proteínas ou glicoproteínas que servem como antigénios alvo para várias dermatoses bolhosas auto-imunes. É também uma região propensa a depósitos de imunocomplexos nalgumas dermatoses inflamatórias, como o lúpus eritematoso, a vasculite, o líquen plano e a porfiria. Existem diferentes padrões de fluorescência do BMZ. Os mais frequentes são os lineares, homogéneos, granulosos e reticulados.

1.1 DEPÓSITOS LINEARES DE IGG E/OU C3 NA ZONA DA MEMBRANA BASAL

Penfigoide bolhoso

IFD: depósitos lineares ou fibrilares em toda a membrana basal com conjugado anti-C3 (Figura 13a) em 100% das amostras; depósitos de IgG em cerca de 90%. Raramente são observados IgA e IgM. Existe uma elevada expressão do antigénio BP nas áreas flexurais, sendo por isso a região preferencial para biópsia. (84,91)

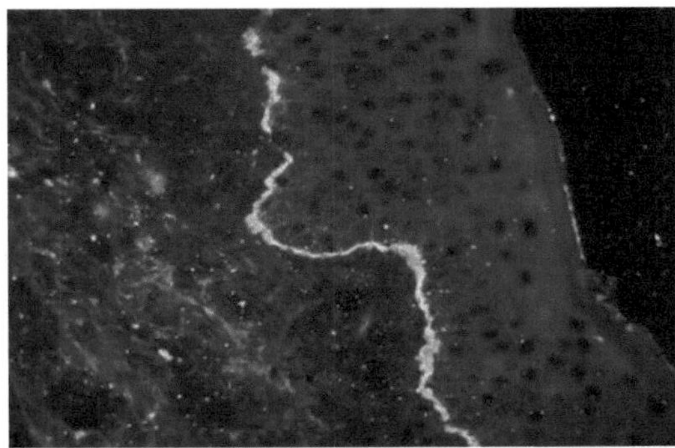

FIGURA 13: A. Penfigóides bolhosos - C3 linear na BMZ

Gestações de penfigoide ou gestações de herpes

DIF: depósitos lineares de C3 na BMZ em 100% dos casos. Depósitos lineares de IgG na BMZ são encontrados em 30 a 40% dos casos. (92,93)

Penfigoide da Membrana Mucosa (MMP)

DIF: Depósitos lineares de IgG e C3 na BMZ, indistinguíveis do penfigoide bolhoso. A IgA na BMZ ocorre em cerca de 20% dos casos. A positividade da mucosa oral é de cerca de 90 a 100%, enquanto na conjuntiva varia de 65 a 85%. (94,95)

1.1 DEPÓSITOS LINEARES MÚLTIPLOS (IGA, IGG, IGM E/OU C3) NA ZONA DA MEMBRANA BASAL

Facilitam o diagnóstico das dermatoses anti-colagénio VII: epidermólise bolhosa adquirida (EBA) e lúpus eritematoso sistémico bolhoso (BSLE). [74,96,97]

Epidermólise bolhosa acquita e lúpus eritematoso sistémico bolhoso

DIF: Depósitos lineares ou homogéneos de IgG, IgM, IgA e C3 na zona da membrana basal (Figura 13b). No EBA, os depósitos de IgG são mais intensos e estão presentes em quase 100% dos casos, em comparação com C3. A IgA aparece em 67% e a IgM em 50% das amostras. [96] No LESB, 60% dos doentes apresentam resultados de IFD semelhantes aos do EBA. Nos restantes casos, os depósitos podem ser granulosos e a IgA parece ser a imunoglobulina mais frequente. [97]

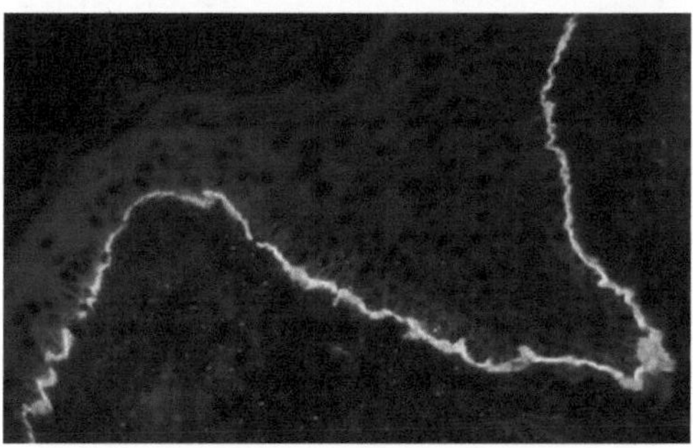

FIGURA 13: B. EBA Linear IgG no BMZ

1.1 DEPÓSITOS LINEARES DE IGA NA ZONA DA MEMBRANA BASAL

Dermatose bolhosa linear da IgA (LAD)

A dermatose linear por IgA é distinta da dermatite herpetiforme. A IFD é essencial no diagnóstico diferencial destas duas doenças, especialmente porque não existe intolerância ao glúten na DCL. O autoantigénio é uma glicoproteína de 120kDa e representa uma porção do autoantigénio de 180kDa (BP180) do penfigoide bolhoso, que sofreu shedders. (98,99)

IFD: Depósitos lineares ou homogéneos de IgA na zona da membrana basal em 80-100% dos doentes (Figura 13c). Ocasionalmente, podem ser encontrados depósitos de C3 e IgG na BMZ. (74,96)

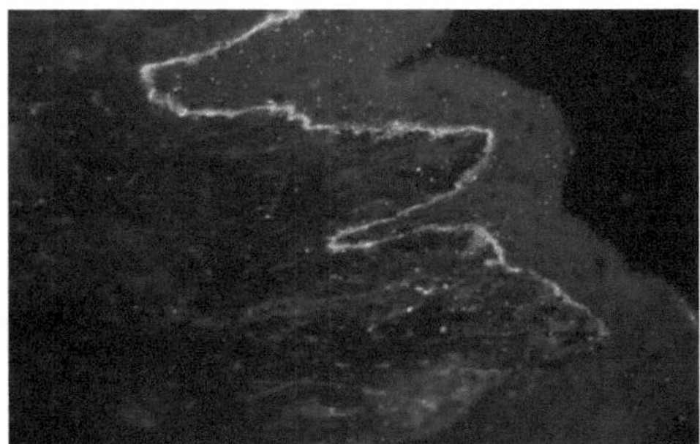

FIGURA 13: C. Dermatose bolhosa linear por IgA - depósitos de IgA no BMZ

1. FLUORESCÊNCIA DÉRMICA

Neste grupo destacamos os depósitos granulosos no topo das papilas dérmicas na dermatite herpetiforme (DH) e a fluorescência observada nas paredes dos vasos nas vasculites e porfirias. Para fins didácticos, incluímos neste grupo os achados do líquen plano, que na maioria das vezes correspondem a corpos citoides abaixo da BMZ e sem significado clínico estabelecido.

Dermatite herpetiforme

A IFD é uma ferramenta de diagnóstico importante na DH, uma vez que os depósitos de imunocomplexos (IgA) nas papilas dérmicas diagnosticam a doença sensível ao glúten. IFD: são encontrados depósitos de IGA granulosos, fibrilares ou pontilhados nas papilas dérmicas (Figura 14a). O subtipo IgA consiste basicamente em IgA1; raramente ocorre IgA2. Outras imunoglobulinas e C3 podem ser encontradas nas papilas dérmicas, mas são raras. [100,101]

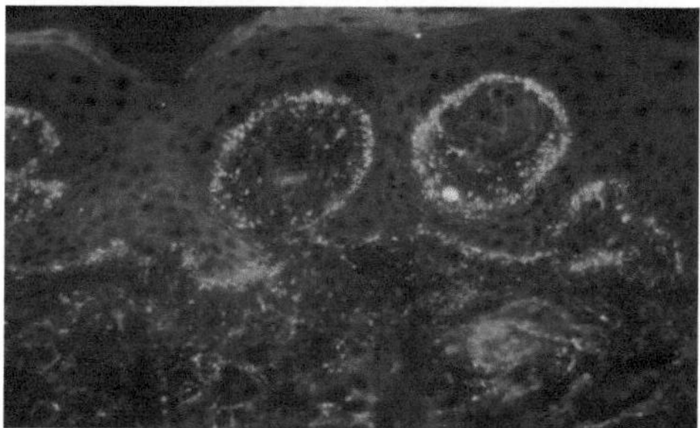

FIGURA 14: A. Dermatite herpetiforme IgA garrulenta, parte superior das papilas dérmicas

VASCULITE

Na vasculite, os depósitos imunitários localizam-se frequentemente nas paredes das vénulas pós-capilares da derme superficial, uma vez que os processos mais frequentes são a vasculite leucocitoclástica (VCL) e a púrpura de Henoch-Schoenlein (HSP). A amostra deve ser colhida nas primeiras 24 horas, uma vez que os imunocomplexos são rapidamente degradados.

DIF: Na púrpura de Henoch Schoenlein, predominam os depósitos de IgA de padrão granuloso (75-100%) nas paredes dos vasos da derme superficial (Figura 14b). Na vasculite leucocitoclástica, os depósitos nas paredes vasculares são predominantemente constituídos por C3, seguido de IgM e IgG, e são fibrilares. Nas crioglobulinemias, predomina o C3 e, por vezes, observam-se IgM e IgA nos vasos. Nas colagenases, os depósitos mais frequentemente observados são de IgG, IgM e C3. [96,102]

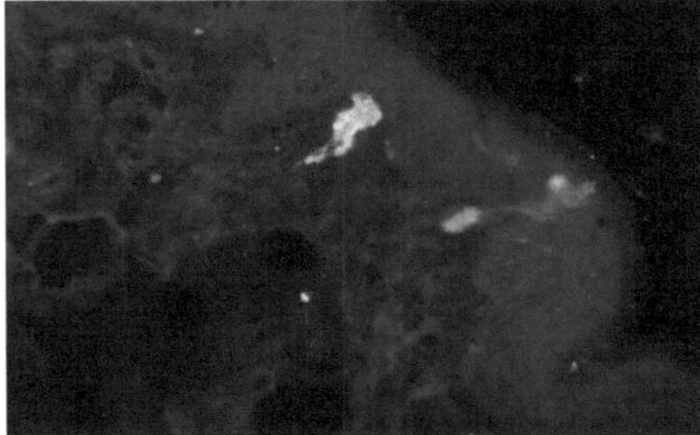

FIGURA 14: B. Púrpura de Henoch Schoenlein. IgA nas paredes dos vasos dérmicos papilares

Porfiria

A pele lesionada na porfiria (cutânea tardia, eritropoiética, variegada, coproporfiria) apresenta depósitos homogéneos de IgG, IgM (raro), C3 e IgA nas paredes dos vasos dilatados na derme papilar e em toda a BMZ. A frequência destes depósitos em lesões activas pode atingir 100%, enquanto na pele normal do doente a positividade é de 50% (Figura 14c). [74,96]

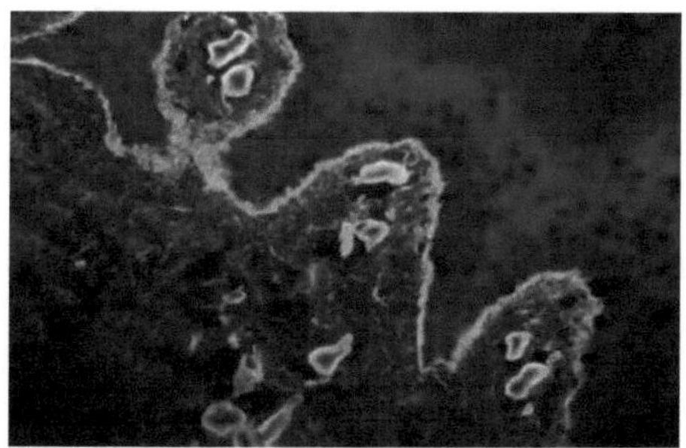

FIGURA 14: C. Porfiria cutânea tardia. IgG homogénea na BMZ e nas paredes dos vasos dérmicos

Líquen plano

DIF: presença de corpos citoides fluorescentes com IgM (Figura 14d) e, menos frequentemente, IgA e IgG. Podem ser encontrados depósitos granulosos de IgM no BMZ. No entanto, estes achados não indicam o diagnóstico de líquen plano porque podem estar associados a outras condições (LE, BP). [103,104]

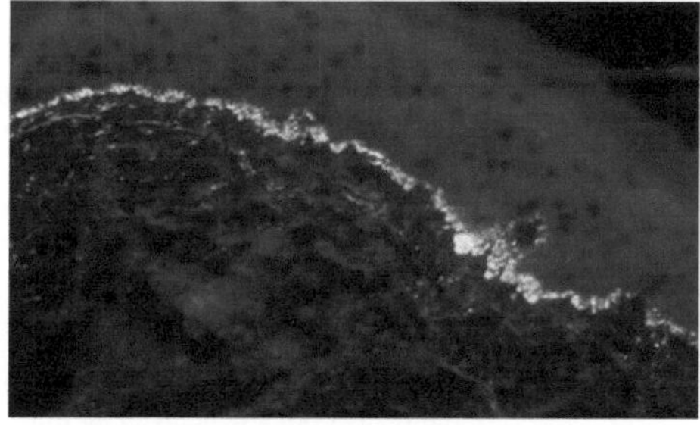

FIGURA 14: D. Líquen plano. IgM no BMZ e corpos citoides fluorescentes na derme papilar

A IFD é diagnóstica no pênfigo, penfigoide, penfigoide gestacional, dermatite herpetiforme, dermatose bolhosa linear por IgA e epidermólise bolhosa adquirida; os achados destas lesões através da técnica de IFD são apresentados no Quadro 5

Quadro 5: Achados vesiculobolhosos pela técnica de imunofluorescência direta (IFD)

Lesões vesiculobolhosas auto-imunes	Aparência
Pênfigo vulgar	Deposição intercelular de IgG (IgG 1 e 4) em toda a epiderme - -aparência de fio de galinha/redes de peixel
Pênfigo paraneoplásico	A IgG com ou sem C3 liga-se num padrão intercelular dentro da epiderme. Deposição granular ou linear de C3, IgG e/ou IgM ao longo da junção dermo-epidérmica em casos menores
Pênfigo herpetiforme	Deposição de IgG com ou sem C3 à volta das superfícies celulares dos queratinócitos
Penfigoide Cicatricial	Depósitos lineares de complemento (C3) e IgG, IgA na junção dermo-epidérmica - "aspeto de linha de costa".
Penfigoide bolhoso	Deposição de IgG (70-90%) e C3 (90-100%) numa faixa linear na junção dermo-epidérmica
Epidermólise bolhosa adquirida	Faixa espessa de IgG e, em menor grau, de C3, depositada linearmente na zona da membrana basal
Dermatose linear da IgA (LAD)	Deposição linear de IgA na zona da membrana basal
Dermatite herpetiforme	Deposição de IgA na junção dermo-epidérmica
Eritema multiforme	Depósitos granulares de IgG, C3, IgM e fibrinogénio presentes à volta dos vasos dérmicos ou na junção dermo-epidérmica
Lúpus eritematoso sistémico	Deposição de IgG, IgM ou C3 numa banda desgrenhada ou granular na zona da membrana basal - "teste da banda lúpica positivo".
Líquen plano	Depósitos desgrenhados na junção dermo-epidérmica de IgM (dentro de corpos citoides dispersos), C3 e IgG, juntamente com a deposição de fibrinogénio na zona da membrana basal

IMUNOFLUORESCÊNCIA INDIRECTA

A imunofluorescência indireta (IFI) é uma ferramenta de diagnóstico importante na dermatose vesiculobolhosa autoimune (DVB) e permite a avaliação dos auto-anticorpos circulantes. Muitas vezes, é possível a correlação clínica e laboratorial dos pacientes. A técnica de FII empregue nos estudos de anticorpos circulantes na DBV utiliza o epitélio saudável como substrato. Os substratos variam de acordo com os protocolos de cada laboratório, mas os pesquisadores brasileiros consideram ideal a pele humana sadia obtida de prepúcio, mamas ou pálpebras (fácil obtenção, boa antigenicidade), em substituição ao esôfago de macaco (Figura 15). Um exemplo de um protocolo de FII é descrito a seguir: a pele é criosseccionada (4 µ) e o fragmento é colocado em lâminas salinizadas. O soro diluído do doente é incubado (numa proporção de 1:20) com os subestratos durante 30 minutos à temperatura ambiente numa câmara húmida, seguido de lavagem com tampão de base de trauma/cálcio (TBS Ca2+). A reação é desenvolvida por anticorpos secundários anti-humanos (IGG, IgA, IgM e C3) produzidos em coelhos, murinos ou caprinos, e conjugados com isotiocianato de fluoresceína (FITC). A leitura da reação é feita em microscopia de espumescência. Nos testes quantitativos, o título resultante é aquele que ainda detecta fluorescência no substrato. [74,105]

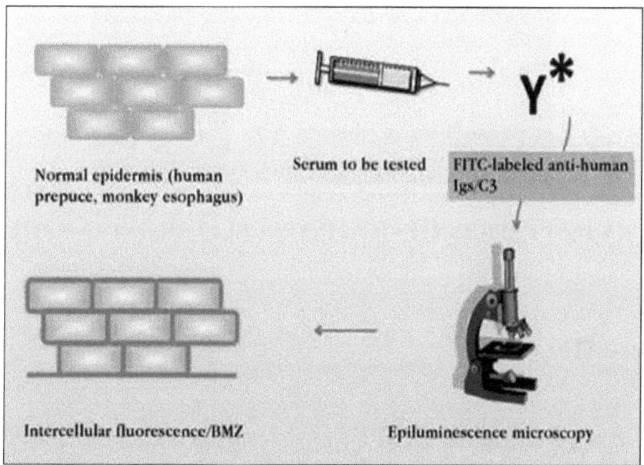

FIGURA 15: IMUNOFLUORESCÊNCIA INDIRETA

PROCEDIMENTO

Cortam-se secções congeladas de 5µm de espessura com criótomo, colocam-se em lâminas e secam-se ao ar durante 10 minutos (min)
As secções são lavadas em PBS a um pH de 7,4 durante 10 minutos
As secções são novamente secas ao ar e incubadas com anticorpos marcados com FITC durante 30 minutos a 37° C. Os anti-soros para IgG, IgA, IgM, fibrinogénio e o componente C3 do complemento devem ser utilizados por rotina.
As secções são novamente lavadas em PBS para remover o Ab não ligado, secas ao ar e montadas numa gota de glicerol tamponado
A secção é então visualizada com um microscópio fluorescente
Fluxograma do procedimento de Imunofluorescência Indireta

Dermatose bolhosa intra-epidérmica:

Pênfigo À semelhança da IFD, a IFI no pênfigo mostra fluorescência intercelular, de padrão linear, intraepitelial (Figura 16).

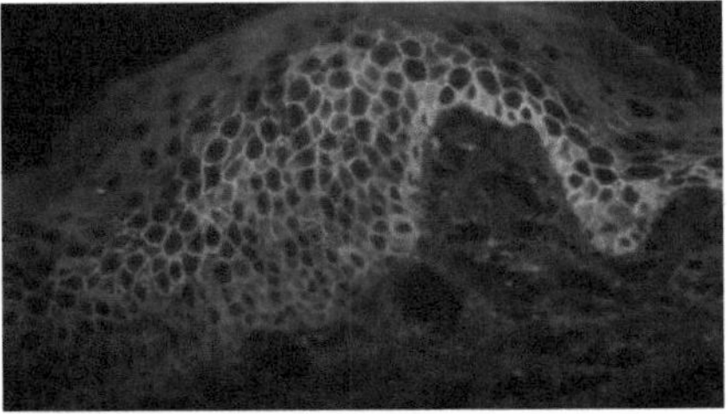

FIGURA 16: PÊNFIGO. IIF- IGG INTERCELULAR, INTRA-EPITELIAL

Pênfigo foliáceo IIF:

A PF clássica e a PF endémica (EPF) apresentam o mesmo padrão intercelular de fluorescência - linear, intercelular, intraepitelial. Os auto-anticorpos da classe IgG têm como alvo a desmogleína 1 (DSgl - glicoproteína de 60 kDa), o seu principal auto-antigénio. (83,106) A FII é 90-100% sensível. 3,5 No PF bolhoso ou eritrodérmico invasivo, os títulos de IIF podem ser elevados (>1:5120). A subclasse de IgG dominante na FEP é a IgG4. Os auto-anticorpos das subclasses

IgG1 e IgG2 são detectados em títulos baixos em doentes em remissão e em indivíduos saudáveis que vivem em áreas endémicas, enquanto a IgG3 está ausente. [78,86,107] O IgG4 é um isótipo patogénico capaz de induzir EPF num modelo experimental. Estudos demonstraram que podem ser encontrados títulos baixos de IgG4 na FII em 56% dos doentes com EPF em remissão clínica, o que pode representar uma maior possibilidade de reativação da doença se estes auto-anticorpos tiverem como alvo os epítopos patogénicos extracelulares da Dsg1 (EC 1-2). [108]

Pênfigo vulgar

Na PV, os auto-anticorpos da classe IgG têm como alvo a desmogleína 3 (Dsg3), um auto-antigénio de maior expressão nos epitélios escamosos. Quando estão presentes lesões mucocutâneas, os doentes podem também apresentar anticorpos contra a Dsg1. 14,41 IIF: padrão de fluorescência semelhante ao do PF. Os doentes apresentam 75 a 100% de positividade para anticorpos anti-epiteliais da classe IgG. A predominância de IgG4 também ocorre na doença ativa(105,82,83).

Pênfigo paraneoplásico

Na PNP há reconhecimento de autoantigénios do epitélio da vesícula do rato em 83% dos casos (Figura 17). Nos casos suspeitos com FII negativa (epitélio da vesícula do rato), são necessários outros testes imunológicos, como a imunoprecipitação, para afastar o diagnóstico de PNP. No PF e PV, a FII que utiliza como substrato o epitélio da vesícula do rato é frequentemente negativa, mas há doentes, especialmente os do PV com predomínio de lesões mucosas, que apresentam reatividade contra a Desmo plakin 1.[85,86,110] IgA pemphigus IIF: Caracteriza-se por depósitos de IgA intercelulares intra-epidérmicos e é positivo em cerca de 50% dos casos. [87,88]

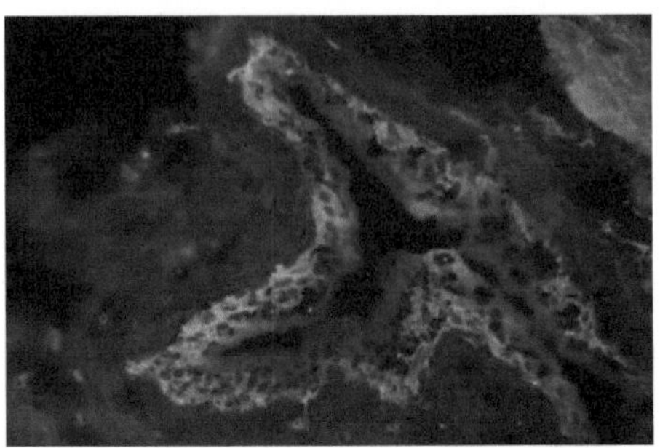

FIGURA 17: PÊNFIGO PARANEOPLÁSICO. IIF (CÉLULAS EPITELIAIS DA VESÍCULA DO RATINHO)- IGG INTERCELULAR

Dermatose bolhosa subepidérmica

Penfigoide bolhoso IIF: Apresenta anticorpos circulantes da classe IgG anti-colagénio XVII (BP180) em 70% dos doentes. Parece não haver correlação entre os títulos de anticorpos e a extensão ou atividade da doença. [74,96,111]

Epidermólise bolhosa adquirida/ Lúpus eritematoso sistémico bolhoso IIF: Apresenta anticorpos IgG anti-BMZ circulantes em 25-50% dos doentes. Não existe correlação entre os títulos de anticorpos e a extensão ou atividade da doença. O padrão de fluorescência do EBA é semelhante ao do BP. A técnica da pele dividida em sal permite a sua diferenciação através da localização da fluorescência.

Quadro 6: Achados vesiculobolhosos pela técnica de imunofluorescência indireta (IDIF)

Lesões vesiculobolhosas auto-imunes	Aparência
Pênfigo vulgar	Autoanticorpos IgG circulantes intercelulares que se ligam à epiderme em 80-90% dos casos
Pênfigo paraneoplásico	Deposição de anticorpos intraepidérmicos intercelulares + deposição ao longo da junção dermo-epidérmica
Pênfigo herpetiforme	Autoanticorpos IgG circulantes para superfícies de células epidérmicas
Penfigoide Cicatricial	Auto-anticorpos IgG circulantes dirigidos contra a zona da membrana basal em 20% dos casos + auto-anticorpos circulantes-epiligrina (laminina 5)
Penfigoide bolhoso	Autoanticorpos IgG circulantes contra a zona da membrana basal
Epidermólise bulbosa adquirida	Autoanticorpos IgG circulantes contra o colagénio tipo VII do componente da membrana basal da pele
Dermatose linear da IgA (LAD)	50% dos doentes têm anticorpos circulantes que se ligam à zona da membrana basal

A TÉCNICA DA PELE DIVIDIDA PELO SAL

A técnica da pele dividida em sal (SS) foi desenvolvida em 1984(112) e aumentou a sensibilidade da deteção de anticorpos anti-BMZ na VBD subepidérmica quando comparada com o substrato não clivado (pele). Estes são detectados como uma banda linear de fluorescência, ao longo da zona da membrana basal, de C3 em 100%, IgG em 90-95% e, menos frequentemente, IgM, IgA na imunofluorescência direta (IFD). [113] Os auto-anticorpos circulantes são detectados em cerca de 60-80% dos casos por imunofluorescência indireta (IIF). [113] Estudos recentes sugerem que a pele que foi dividida através da BMZ utilizando cloreto de sódio 1 mol/L para criar uma bolha artificial é um substrato mais sensível do que a pele intacta para este fim.[114],[115]

A técnica de SS consiste em incubar pele humana normal numa solução de cloreto de sódio (NaCl 1,0 M) durante 72 horas a 4ºC, com mudança diária de solução durante este período. Desta forma, a divisão ou separação artificial da pele é induzida na lâmina lúcida da BMZ. A divisão separa os auto-antigénios do BP e do EBA. O lado epidérmico contém antigénios associados ao hemidesmossoma (pectina, antigénio BP 230) e o lado dérmico é constituído por laminina 5 (abaixo da lâmina lúcida) e colagénios dos tipos IV (lâmina densa) e VII (fibrilas de ancoragem). Cerca de 85% do soro de doentes com PB apresentam ligação de anticorpos da classe IgG a antigénios alvo no topo da bolha (lado epidérmico) ou em ambos os lados da clivagem em 15% dos casos (Figura 18a). (114,115)

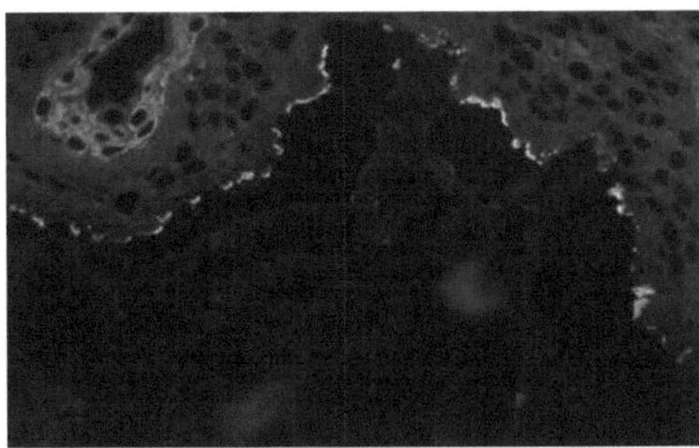

FIGURA 18: A. Penfigoide bolhoso. Pele dividida em sal, lado epidérmico (IgG)

Isto deve-se à localização dos antigénios BP, que estão presentes no hemidesmossoma (PBGA1) ou na lâmina lúcida (BPGA2- BP180 ou colagénio tipo XVII a). Nos doentes com EBA ou SBLE, existe reatividade na parte inferior da bolha (lado dérmico) porque o colagénio de tipo VII se encontra em fibrilas de ancoragem na região sub-lâmina densa (Figura 18b). O EBA apresenta cerca de 50% de positividade no SSS.

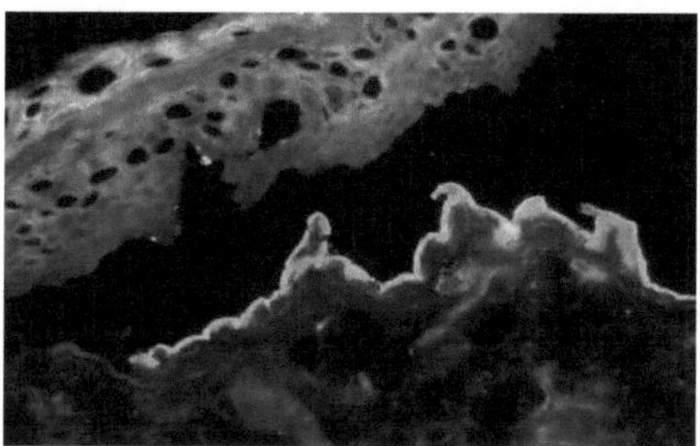

FIGURA 18: B. Epidermólise bolhosa adquirida. Pele fendida pelo sal, lado dérmico (IgG)

O objetivo deste procedimento é diferenciar entre duas doenças cutâneas bolhosas imunes com características semelhantes do ponto de vista clínico, histológico e da IFD de rotina, ou seja, o penfigoide bolhoso e a epidermólise bolhosaquisita [Quadro 7].[116] Para além destas duas lesões, a Tabela 7 também enumera os achados da técnica de divisão de sal noutras lesões de VB

Tabela 7: Achados vesiculobolhosos pela técnica da pele dividida em sal

Lesões vesiculobolhosas auto-imunes	Aparência
Penfigoide Cicatricial (PC)	Doente com PC associada a BPAg2 que se liga ao teto epidérmico. Doente com auto-anticorpos associados à epiligrina que se ligam ao pavimento da bolha
Penfigoide bolhoso (PB)	Os auto-anticorpos IgG ligam-se ao teto da bolha (lado epidérmico da pele dividida pelo sal)
Epidermólise bolhosa adquirida (EBA)	Os auto-anticorpos IgG ligam-se ao pavimento dérmico da pele dividida em sal
Dermatose linear da IgA (LAD)	Deposição de IgA no lado dérmico (fundo da bolha) ou no lado epidérmico (teto da bolha)

A técnica de separação do sal é de dois tipos: Direta e indireta.[117] A técnica direta é realizada numa biópsia de pele de um doente que foi colhida recentemente ou numa biópsia que foi previamente investigada por DIF de rotina; enquanto que na técnica indireta, é utilizada uma amostra de pele humana normal como substrato, depois de induzir artificialmente a divisão juncional, são preparadas secções de crocodilo e, em seguida, é realizada a IDIF com soro do doente. Antes da DIF, a divisão salina da pele do doente resulta na deposição linear de reagentes imunitários da zona da membrana basal no teto, no pavimento ou em ambos. A ligação dos reagentes imunitários aos hemi desmossomas e aos antigénios da lâmina lúcida superior resulta num padrão epidérmico ou de teto; enquanto que a ligação dos imunorreactivos à lâmina lúcida inferior e à densidade sublaminar resulta num padrão dérmico ou de pavimento. Antes das técnicas IDIF, a clivagem da pele normal é efectuada com fluoreto de fenilmetilsulfonilo (PMSF) a 1 mM. Este inibidor enzimático assegura a preservação completa das estruturas antigénicas no substrato, ajudando assim na diferenciação das doenças vesiculares subepidérmicas, quer o soro se ligue ao teto ou ao pavimento do substrato dividido.

ENSAIO DE IMUNOABSORÇÃO ENZIMÁTICA E TÉCNICA DE WESTERN BLOT

Os imunoensaios enzimáticos (EIA) utilizam as propriedades catalíticas das enzimas para detetar e quantificar reacções imunológicas. O ensaio de imunoabsorção enzimática (ELISA) é uma técnica de EIA heterogénea utilizada em análises clínicas.[118] Neste tipo de ensaio, um dos componentes da reação é adsorvido de forma não específica ou ligado covalentemente à superfície de uma fase sólida, como um poço de microtitulação, uma partícula magnética ou uma esfera de plástico. Esta ligação facilita a separação dos reagentes ligados e dos reagentes marcados livremente.[119] Os anticorpos específicos presentes numa amostra podem também ser quantificados utilizando um procedimento ELISA em que o antigénio, em vez do anticorpo, está ligado a uma fase sólida. O segundo reagente é um anticorpo marcado com uma enzima específica para o anticorpo analisado.[120] . Além disso, foram utilizados conjugados enzimáticos associados a substratos que produzem produtos visíveis para desenvolver ensaios do tipo ELISA com resultados que podem ser interpretados visualmente. Estes ensaios são muito úteis em aplicações de despistagem, no local de prestação de cuidados e em testes domésticos.[121]

A primeira metodologia ELISA envolvia moléculas repórteres cromogénicas e substratos para gerar uma mudança de cor observável que monitoriza a presença de antigénio. Outros avanços na técnica ELISA levaram ao desenvolvimento de repórteres fluorogénicos, de PCR quantitativa e electroquimioluminescentes para gerar sinais.[122] No entanto, algumas destas técnicas não se baseiam na utilização de substratos ligados a enzimas, mas sim em repórteres não enzimáticos que utilizam o princípio ELISA.[123]

Antes do ELISA, a única opção para realizar um imunoensaio era o radioimunoensaio (RIA), no qual a radioatividade fornece o sinal, que indica se um antigénio ou anticorpo específico está ou não presente na amostra. Uma vez que a radioatividade representa uma ameaça potencial para a saúde, procurou-se uma alternativa mais segura para a utilização de enzimas. Quando as enzimas (como a peroxidase) reagem com um substrato adequado, ocorre uma mudança de cor, que é utilizada como sinal para detetar a presença de anticorpo ou antigénio, pelo que era essencial que a enzima tivesse de ser ligada a um anticorpo adequado. Este processo de ligação foi desenvolvido de forma independente pela Stratis Arameans e pela GB Pierce.[124] É necessário remover qualquer anticorpo ou antigénio não ligado por lavagem, o anticorpo ou antigénio tem de ser fixado à superfície do recipiente, ou seja, o imunossorvente tem de ser preparado. Esta técnica foi publicada por Wide e Porath em 1966.[125] Para o diagnóstico do pênfigo vulgar e do pênfigo foliáceo, estão disponíveis ELISA comerciais sensíveis e específicos para a deteção de anticorpos. Esta técnica pode detetar anticorpos circulantes contra a desmogleína 1 e 3, e os títulos estão diretamente correlacionados com a atividade da doença. O princípio e o procedimento do ELISA são apresentados nas Figuras 1 e 2.

Ag revestido em tubo de plástico

Adicionar antissoro

É adicionada globulina anti-humana (AHG) ligada a enzimas e ligada ao complexo Ag-Ab

Adicionar o substrato enzimático p-nitrofenil fosfato

Indicação da reação colorida dos anticorpos

Fluxograma do princípio do ensaio imuno-sorvente ligado a uma enzima (ELISA)

Absorver o antigénio na superfície dos tubos ou placas de plástico e o excesso de Ag é removido por lavagem

Adiciona-se o antissoro do doente e o Ab não ligado é removido por lavagem

Adiciona-se a enzima fosfatase alcalina AHG, remove-se o excesso por lavagem e incuba-se a mistura a 37° C

Por fim, adiciona-se o substrato correspondente, o p-nitrofenil fosfato, que pode ser hidrolisado por enzimas, dando origem a um composto/produto amarelo

A densidade ótica do produto amarelo é medida por espetrofotómetro e é diretamente proporcional ao número de enzimas depositadas no tubo/placa de plástico que, por sua vez, depende da quantidade de Ab numa amostra de ensaio.

Fluxograma do procedimento do ensaio imuno-sorvente ligado a uma enzima (ELISA)

O pênfigo paraneoplásico apresenta reatividade à envoplaquina e/ou à periplaquina, que pode ser detectada por immunoblotting com extrato de queratinócitos humanos em cultura ou por ELISA recentemente desenvolvido utilizando um fragmento terminal N de envoplaquina recombinante.[126]

CONCLUSÃO

Continua a existir um dilema no diagnóstico da doença bolhosa autoimune. Com o avanço da tecnologia molecular, novas técnicas como a imunoprecipitação, a análise Western blot e o ELISA evoluíram e estão a ser gradualmente utilizadas no domínio das doenças bolhosas imunes. No entanto, estas investigações são complexas, dispendiosas e consomem mais tempo. A técnica de imunofluorescência continua a ser o padrão de ouro no diagnóstico das lesões bolhosas imunes, uma vez que é simples, reprodutível e consome menos tempo.

BIBLIOGRAFIA

1. Laskaris G. Atlas de Bolso das Doenças Orais. 2a ed. Alemanha: Georg Thieme Verlag, 2006.

2. Wolff K, Goldsmith LA, Katz IK, Gilchrist BA, Paller AS, Leffell DJ. Fitzpatrick's Dermatology in General Medicine (Dermatologia de Fitzpatrick em Medicina Geral). 7ª edição. Estados Unidos da América: The McGraw- Hill; 2008.

3. Greenberg MS, Glick M, Ship JA. Burket's Oral Medicine. 11ª ed. Hamilton: BC Decker Inc; 2008.

4. Arundhathi S, Ragunatha S, Mahadeva KC. A Cross-sectional Study of Clinical, Histopathological and Direct Immunofluorescence Spectrum of Vesiculobullous Disorders (Estudo transversal do espetro clínico, histopatológico e de imunofluorescência direta das doenças vesiculobolhosas). Jornal de Investigação Clínica e de Diagnóstico. 2013;7(12):2788-92.

5. Minz RW, Chhabra S, Singh S, Radotra BD, Kumar B. Imunofluorescência direta da biopsia da pele: Perspetiva de um imunopatologista. Indian J Dermatol Venereol Leprol 2010; 76:150-7.

6. Abbas AK, Lichtman AH. Reconhecimento do Antigénio. Cellular and Molecular Immunology. 5ª ed. China: Saunders; 2003. p. 47-8.

7. Huber O. Structure and function of desmosomal proteins and their role in development and disease. Cell Mol Life Sci 2003; 60:1872-90.

8. Chidgey M. Desmosomas e doença: Uma atualização. Histol Histopathol 2002; 17:1179-92

9. Loro LL, Vintermyer OK, Johannenessen AC. Apoptose em tecidos orais normais e doentes. Oral Diseases. 2005; 11:274-87. I

10. Scully C, Bagan JV, Black M, Carrozzo M, Eisen D, ...

11. Rao RS, Premalatha BR, Mysorekar V. Imunofluorescência em Patologia Oral - Parte II: Patologia e Padrões Imunofluorescentes em Distúrbios Imunobolhosos Subepidérmicos. Revista Mundial de Odontologia. 2012:31:68-73.

12. Sangeetha S, Victor DJ. Os aspectos moleculares das doenças mucocutâneas

orais: Uma revisão. Revista Internacional de Genética e Biologia Molecular. 2011;3(10):141- 48.

13. Cooper GS, Stroehla BC. The epidemiology of autoimmune diseases (A epidemiologia das doenças auto-imunes). Autoimmunity Reviews, 2003;2(3):119-25.

14. Devaraju D, Vijeev V, Yashoda DBK, Manjunath V. Doenças auto-imunes mucocutâneas com formação de bolhas. e-Journal of Dentistry. 2011;1(1):7-13.

15. Rizvi SR, Sadiq S. Utilização da microscopia de imunoflorescência direta no diagnóstico de doenças vesiculobolhosas da pele. Jornal do Paquistão de Ciências Médicas. 2010; 262:411-15.

16. Wolff K, Goldsmith LA, Katz IK, Gilchrist BA, Paller AS, Leffell DJ. Fitzpatrick's Dermatology in General Medicine (Dermatologia de Fitzpatrick em Medicina Geral). 7ª ed.. Estados Unidos da América: The McGraw- Hill, 2008.

17. Elder DE, Johnson B, Elenitsas R. Lever's histopathology of the skin. 9ª ed. Philadelphia: Lippincott Williams and Wilkins; 2005.

18. Soames JV. Southam JC. Patologia oral. 4a ed. Estados Unidos: Oxford University Press; 2005.

19. Elder DE. Doenças vesiculobolhosas não infecciosas e lesões vesiculo-pustulares. Lever's histopathology of skin. 9ª ed. Wolters Kluwers, Lippincott Williams and Wilkins; 2005; p. 243-92

20. Zerbino DD. Biópsia: sua história, perspectivas actuais e futuras. Likars' ka sprava. 1994 Mar 1(3-4):1-9.

21. Anderson JB, Webb AJ. Fine-needle aspiration biopsy and the diagnosis of thyroid cancer. Journal of British Surgery. 1987 Apr;74(4):292-6.

22. Burns D.A., Cox N.H.: Rook's textbook of dermatology.7th edition 2004. Blackwell Science; 1.1-1.4.

23. Williams H.C. Dermatologia. Avaliação das necessidades de cuidados de saúde. Segunda série. Oxford: Radcliffe Medical Press

24. Werner B. Biópsia de pele e sua análise histopatológica: Porquê? Para quê? Como? Parte I. A Bras Dermatol. 2009;84(4):391-5.

25. . Elder DE, Murphy GF, Elinitsas R, Johnson BL, Xu X. Introdução ao

Diagnóstico Dermatopatológico. Lever's Histopathology of the Skin. 10ª ed. Nova Deli: Wolters Kluwer; 2009:1-4.

26. Política de submissão de tecidos. Disponível em: http://www.aaomp.org/general/tissue.htm. [Último acesso em maio de 2011].
27. Mota-Ramírez A, Silvestre FJ, Simó JM. A biopsia oral na prática dentária. Medicina Oral, Patologia Oral e Cirurgia Bucal (Internet). 2007 Nov;12(7):504-10.

28. Zunt SL. Doença vesiculobolhosa da cavidade oral. Clínicas dermatológicas. 1996 Abr 1;14(2):291-302.

29. Rosebush MS, Mark Anderson K, Rawal SY, Mincer HH, Rawal YB. A biopsia oral: indicações, técnicas e considerações especiais. Jornal da associação dentária do Tennessee. 2010 Jan 1;90(2):17.

30. Oliver RJ, Sloan P, Pemberton MN. Biópsias orais: métodos e aplicações. British Dental Journal. 2004 Mar;196(6):329-33.

31. Arisawa EA, Almeida JD, Carvalho YR, Cabral LA. Análise clinicopatológica da doença autoimune da mucosa oral: Um estudo de 27 anos.

32. Poh CF, Ng S, Berean KW, Williams PM, Rosin MP, Zhang L. Biopsia e diagnóstico histopatológico de lesões orais pré-malignas e malignas. Jornal da Associação Dentária Canadiana. 2008 Abr 1;74(3).

33. Doenças vesiculares e bolhosas. In: Habif TP, editor. Clinical Dermatology: A Color Guide to Diagnosis and Therapy. 4.ª ed. New York: Mosby, Inc; 2004. p. 547-54

34. Jordan RC, Daniel TE, Greenspan JS, Regezi JA. Métodos avançados de diagnóstico em patologia oral e maxilofacial (Parte II): Métodos imuno-histoquímicos e imunofl uorescentes. Oral Surg Oral Med Oral Pathol Oral Radiol Endod 2002; 93:56-74

35. Huilgol SC, Bhogal BS, Black MM. Imunofl uorescência dos distúrbios imunobolhosos, parte I: Metodologia. Indian J Dermatol Venereol Leprol 1995; 61:187- 95.

36. Fox GN, Swartz GL, Mehregan DR. Doença vesiculobolhosa. Journal of Family Practice. 2005 Abr 1;54(4):355-7.

37. Durdu M (2019). Citologia cutânea e teste de esfregaço de Tzanck. Springer

International Publishing. ISBN 978-3-030-10721-5.

38. Ruocco V, Ruocco E. Esfregaço de Tzanck, um teste antigo para o novo milénio: Quando e como? Int J Dermatol 1999;38:830-4.
39. Folkers E, Oranje AP, Duivenvoorden JN, van der Veen JP, Rijlaarsdam JU, Emsbroek JA (agosto de 1988). "Esfregaço de Tzanck no diagnóstico de herpes genital". Genitourinary.Medicine. 64 (4):24954. doi:10.1136/sti.64.4.249. PMC 119 4227. PMID 3169755.
40. Tzanck A (1947). "O cito-diagnóstico imediato em dermatologia". Imprensa Médica.
41. Horn TD (dezembro de 2008). "Comentário: na direção errada: o desaparecimento do esfregaço de Tzanck". Jornal da Academia Americana de Dermatologia. 59 (6): 965–966. doi:10.1016/j.jaad.2008.08.025. ISSN 1097-6787. PMID 18929430
42. Kelly B, Shimoni T (2009-06-01). "Reintroduzindo o esfregaço de Tzanck". American Journal of Clinical Dermatology.10 (3):141-152. doi:10.2165/00128071-200910030-00001. ISSN 1179-1888. PMID 19354329. S2CID 23928319

43. Noyan MA, Durdu M, Eskiocak AH (2020-10-27). "TzanckNet: Uma rede neural convolucional para identificar células na citologia de doenças erosivo-vesiculobolhosas". Relatórios científicos. 10 (1): 18314. doi: 10.1038 / s41598-020-75546-z. PMC 7591506. PMID 33110197
44. Pettit, Microbiota normal da pele, Escola de Medicina Osteopática da ATSU no Arizona, Slides da palestra. janeiro de 2013.

45. Neville B, Damm DD, Allen CM, Bouquot JE. Patologia oral e maxilofacial. 3ª ed. Philadelphia: WB Saunders; 2002. p. 741-61.

46. Gupta LK, Singhi MK. Esfregaço de Tzanck: Uma ferramenta de diagnóstico útil. Indian J Dermatol Venereol Leprol 2005;71:295-9.

47. Rastogi V, Sharma R, Misra SR, Yadav L. Procedimentos de diagnóstico para doenças vesiculobolhosas auto-imunes: A review. Jornal de patologia oral e maxilofacial: JOMFP. 2014 Sep;18(3):390.

48. Dey VK, Thawani M, Dubey N. Accuracy and reliability of Tzanck test compared to histopathology for diagnosis of basal cell carcinoma (Precisão e fiabilidade do teste de Tzanck em comparação com a histopatologia para o diagnóstico do carcinoma basocelular). Indian J Dermatopathol Diagn Dematol. 2015;2:8-13

49. Hargraves, M.M., Richmond, H. e Morton, R. (1948) -Presentation of two bone marrow elements: the _tart' cell and the LE cell‖, Proc. Staff Mayo Clin. 23, 25-28

50. Gay, L. e Barr, J. (1977) -Procedimentos laboratoriais utilizados no diagnóstico do lúpus eritematoso sistémico: uma revisão‖, Am. J. Med. Technol. 43, 856-863

51. Tan, P.L., Borman, G.B. e Wigley, R.D. (1981) -Testar critérios clínicos para lúpus eritematoso sistémico noutras doenças do tecido conjuntivo‖, Rheumatol. Int. 1, 147-149.

52. Mevorach, D. (2003) -Systemic lupus erythematosus and apoptosis: a question of balance‖, Clin. Rev. Allergy Immunol. 25, 49-60.

53. Bo ¨hm, I. (2003) -Disruption of the cytoskeleton after apoptosis induction with autoantibodies‖, Autoimmunity 36, 183-189.

54. Schmidt-Acevedo, S., Perez-Romano, B. e Ruiz-Arguelles, A. (2000) -_LE cells' resultam da fagocitose de corpos apoptóticos induzida por anticorpos antinucleares‖, J. Autoimmun. 15, 15-20.

55. Ruiz-Arguelles, A. e Alarcon-Segovia, D. (2001) -Novel facts about an old marker: the LE cell‖, Scand. J. Clin. Lab. Investig. Suppl. 235, 31-37

56. Neville B, Damm DD, Allen CM, Bouquot JE. Patologia oral e maxilofacial. 3ª ed. Philadelphia: WB Saunders; 2002. p. 741-61.

57. Elder DE. Doenças vesiculobolhosas não infecciosas e lesões vesiculo-pustulosas. Lever's histopathology of skin. 9ª ed. Wolters Kluwers, Lippincott Williams and Wilkins; 2005; p. 243-92.

58. Sousa JX Jr, Miyamoto D, Zimbres JM, Costa DV, Aoki V. Avaliação clinicopatológica da fluorescência nuclear epidérmica in vivo. Clin Exp Dermatol. 2009;34:314-8.

59. Mutasim DF, Adams BB. Imunofluorescência em dermatologia. J Am Acad Dermatol. 2001; 45:803-22; quiz 22-4.

60. Aoki V. Imunofluorescência, immunoblotting e imunoprecipitação. In: Sampaio SA, Rivitti E, eds. Dermatologia. 3 ed. São Paulo: Artes Médicas; 2007. p.127-38

61. Mutasim DF, Adams BB. Imunofluorescência em dermatologia. J Am Acad Dermatol. 2001; 45:803-22; quiz 22-4

62. Burnham TK, Neblett TR, Fine G.. Teste de "banda" imunofluorescente para lúpus eritematoso. II. Utilização de lesões cutâneas. Arch Dermatol. 1970;102:42-50.

63. Khan WA, Valand AG. Pattern of non infectious vesiculobullous and vesiculopustular skin diseases in a large tertiary care hospital. Bombay Hosp J. 2010;52:172-6.

64. Wojnarowska F, Eady RA, Burge SM. Erupções bolhosas. In: Champion RH, Burton JL, Burns DA, Breathnach SM, eds. Textbook of Dermatology.6th edn. Oxford: Blackwell Science; 1998. p. 1817-98.

65. Roopa S R, Premalatha B R, Vijaya M et al. Imunofluorescência em patologia oral - parte 2: Patologia e padrões imunofluorocentes em distúrbios imunobolhosos subepidérmicos. Jornal Mundial de Medicina Dentária, janeiro-março de 2012;3(1);68-73.

66. Kamarashev J. Técnicas imunohistoquímicas para microscopia ótica. In: Kanitakis J, Vessileva S, Woodly D, eds. Diagnostic immunohistochemistry of the skin. 1st edn. London: Chapman and Hall Medical; 1998. p. 5-18.

67. Ananthanarayan and Paniker's Textbook of Microbiology, 7ª edição, Orient Blackswan, 2006, capítulo 13|Antigen-Antibody reactions, Immunofluorescence, p. 104.

68. J. Paul Robinson PhD, Jennifer Sturgis BS e George L. Kumar PhD, Capítulo 10 Immunofluorescence, IHC Staining Methods, 5ª Edição ano p.61-65.

69. David Elder, Lever's histopathology of the skin. Lippincott Williams & Wilkins; 10ª edição, 20 de junho de 2012 p.67-83.

70. Mustasim DF, Pelc NJ, Supapannachart N. Métodos estabelecidos na investigação de doenças bolhosas. Dermatol Clin 1993; 11: 399-418.

71. Ueki H, Yaoita H, eds. A Color Atlas of Dermato immunohistocytology. 1ª ed.. Tokyo: Wolfe Medical Publications; 1989. P.67-78.

72. Zahida Rani, Ijaz Hussain, Imunofluorescência em doenças imunobolhosas. Jornal da Associação Paquistanesa de Dermatologistas 2003; 13: 76-88.

73. Vassileva S. Immunofl uorescence of dermatology. Int J Dermatol 1993;32:153-61

74. Aoki V. Imunofluorescência, immunoblotting e imunoprecipitação. In: Sampaio SA, Rivitti E, eds. Dermatologia. 3 ed. São Paulo: Artes Médicas; 2007. p.127-38.

75. Mutasim DF, Pelc NJ, Supapannachart N. Métodos estabelecidos na investigação de doenças bolhosas. Dermatol Clin. 1993;11:399-418.

76. Santi CG, Maruta CW, Aoki V, Sotto MN, Rivitti EA, Diaz LA. Pênfigo herpetiforme é uma expressão clínica rara de pênfigo foliáceo não endémico, fogo selvagem e pênfigo vulgar. Grupo Cooperativo de Investigação do Fogo Selvagem. J Am Acad Dermatol. 1996;34:40-6.

77. Morrison LH. Quando solicitar a imunofluorescência: dicas práticas. Semin Cutan Med Surg. 1999;18:36-42.

78. Mihai S, Sitaru C. Immunopathology and molecular diagnosis of autoimmune bullous diseases (Imunopatologia e diagnóstico molecular de doenças bolhosas auto-imunes). J Cell Mol Med. 2007;11:462-81.

79. Hans-Filho G, dos Santos V, Katayama JH, Aoki V, Rivitti EA, Sampaio SA, et al. Um foco ativo de alta prevalência de fogo selvagem em uma reserva ameríndia no Brasil. Grupo Cooperativo de Pesquisa sobre Fogo Selvagem. J Invest Dermatol. 1996;107:68-75.

80. Rivitti EA, Sanches JA, Miyauchi LM, Sampaio SA, Aoki V, Diaz LA. Os auto-anticorpos do pênfigo foliáceo ligam-se tanto à epiderme como ao epitélio da mucosa escamosa, mas esta lesão é detectada apenas na epiderme. O Grupo Cooperativo de Investigação do Fogo Selvagem. J Am Acad Dermatol. 1994;31:954-8.

81. Warren SJ, Arteaga LA, Rivitti EA, Aoki V, Hans-Filho G, Qaqish BF, et al. O papel da mudança de subclasse na patogénese do pênfigo foliáceo endémico. J Invest Dermatol. 2003;120:104-8.

82. Ding X, Aoki V, Mascaro JM Jr., Lopez-Swiderski A, Diaz LA, Fairley JA. O pênfigo vulgar mucoso e mucocutâneo (generalizado) apresenta perfis de auto-anticorpos distintos. J Invest Dermatol. 1997;109:592-6.

83. Bhol K, Natarajan K, Nagarwalla N, Mohimen A, Aoki V, Ahmed AR. Correlação da especificidade do péptido e da subclasse de IgG com auto-

anticorpos patogénicos e não patogénicos no pênfigo vulgar: um modelo de autoimunidade. Proc Natl Acad Sci U S A. 1995;92:5239-43.

84. Jablonska S, Chorzelski TP, Beutner EH, Chorzelska J. Pênfigo herpetiforme, um padrão variável de pênfigo. Int J Dermatol. 1975;14:353-9.

85. Anhalt GJ, Kim SC, Stanley JR, Korman NJ, Jabs DA, Kory M, et al. Pênfigo paraneoplásico. Uma doença autoimune mucocutânea associada a neoplasia. N Engl J Med. 1990;323:1729-35.

86. Hashimoto T. Imunopatologia do pênfigo paraneoplásico. Clin Dermatol. 2001;19:675-82.

87. Hashimoto T, Kiyokawa C, Mori O, Miyasato M, Chidgey MA, Garrod DR, et al. A desmocolina humana 1 (Dsc1) é um auto-antigénio para o tipo de dermatose pustular subcorneal do pênfigo IgA. J Invest Dermatol. 1997;109:127-31.

88. de Oliveira JP, Gabbi TV, Hashimoto T, Aoki V, Santi CG, Maruta CW, et al. Dois casos brasileiros de pênfigo IgA. J Dermatol. 2003;30:886-91.

89. Velthuis PJ, Kater L, van der Tweel I, Meyling FG, Derksen RH, Hene RJ, et al. Anticorpo antinuclear in vivo da pele: significado diagnóstico e associação com anticorpos antinucleares selectivos. Ann Rheum Dis. 1990;49:163-7.

90. Sousa JX Jr, Miyamoto D, Zimbres JM, Costa DV, Aoki V. Avaliação clinicopatológica da fluorescência nuclear epidérmica in vivo. Clin Exp Dermatol. 2009;34:314-8.

91. Giudice GJ, Emery DJ, Zelickson BD, Anhalt GJ, Liu Z, Diaz LA. Os auto-anticorpos do penfigoide bolhoso e do herpes gestacional reconhecem um local comum não colagénico no ectodomínio do BP180. J Immunol. 1993;151:5742-50.

92. Katz SI, Hertz KC, Yaoita H. Herpes gestationis. Imunopatologia e caraterização do fator HG. J Clin Invest. 1976;57:1434-41.

93. Morrison LH, Labib RS, Zone JJ, Diaz LA, Anhalt GJ. Os auto-anticorpos do herpes gestacional reconhecem um antigénio epidérmico humano de 180 kD. J Clin Invest. 1988;81:2023-6.

94. Chan LS, Ahmed AR, Anhalt GJ, Bernauer W, Cooper KD, Elder MJ, et al. O primeiro consenso internacional sobre penfigoide da membrana mucosa:

definição, critérios de diagnóstico, factores patogénicos, tratamento médico e indicadores de prognóstico. Arch Dermatol. 2002;138:370-9.

95. Leverkus M, Schmidt E, Lazarova Z, Brocker EB, Yancey KB, Zillikens D. Penfigoide cicatricial antiepiligrina: uma entidade subdiagnosticada no espetro das doenças bolhosas subepidérmicas auto-imunes cicatriciais? Arch Dermatol. 1999;135:1091-8.

96. Mutasim DF, Adams BB. Imunofluorescência em dermatologia. J Am Acad Dermatol. 2001; 45:803-22; quiz 22-4.

97. Woodley DT, Burgeson RE, Lunstrum G, Bruckner Tuderman L, Reese MJ, Briggaman RA. Epidermolysis bullosa acquisita antigen is the globular carboxyl terminus of type VII procollagen. J Clin Invest. 1988;81:683-7.

98. Wojnarowska F, Marsden RA, Bhogal B, Black MM. Doença bolhosa crónica da infância, penfigoide cicatricial da infância e doença linear por IgA dos adultos. Um estudo comparativo que demonstra a sobreposição clínica e imunopatológica. J Am Acad Dermatol. 1988;19:792-805.

99. Marinkovich MP, Taylor TB, Keene DR, Burgeson RE, Zone JJ. LAD-1, o auto-antigénio da dermatose bolhosa por IgA linear, é uma nova proteína de filamento de ancoragem de 120 kDa sintetizada por células epidérmicas. J Invest Dermatol. 1996;106:734-8.

100. Beutner EH, Chorzelski TP, Reunala TL, Kumar V. Immunopathology of dermatitis herpetiformis (Imunopatologia da dermatite herpetiforme). Clin Dermatol. 1991;9:295-311.

101. Zona JJ. Manifestações cutâneas da doença celíaca. Gastroenterology. 2005;128(4 Suppl 1):S87-91.

102. Van Hale HM, Gibson LE, Schroeter AL. Vasculite de Henoch Schonlein: estudo de imunofluorescência direta da pele não envolvida. J Am Acad Dermatol. 1986;15(4 Pt 1):665-70.

103. de la Faille-Kuyper EH, de la Faille HB. Um estudo de imunofluorescência do líquen plano. Br J Dermatol. 1974;90:365-71.

104. Kulthanan K, Jiamton S, Varothai S, Pinkaew S, Sutthipinittharm P. Estudo de imunofluorescência direta em doentes com líquen plano. Int J Dermatol. 2007;46:1237-41.

105. Aoki V, Huang MH, Perigo AM, Fukumori LM, Maruta CW, Santi CG, et al. Pênfigo foliáceo endêmico (fogo selvagem) e pênfigo vulgar: heterogeneidade de imunoglobulina G detectada por imunofluorescência indireta. Rev Hosp Clin Fac Med São Paulo. 2004;59:251-6.

106. Gilliam JN, Cheatum DE, Hurd ER, Stastny P, Ziff M. Immunoglobulin in clinically uninvolved skin in systemic lupus erythematosus: association with renal disease. J Clin Invest. 1974;53:1434-40.

107. Aoki V, Rivitti EA, Ito LM, Hans-Filho G, Diaz L. Perfil historico da imunopatogenia do pênfigo foliaceo endemico (fogo selvagem)* Historical profile of the immunopathogenesis of endemic pemphigus foliaceus (fogo selvagem)*. An Bras Dermatol. 2005;80:287-92.

108. Li N, Aoki V, Hans-Filho G, Rivitti EA, Diaz LA. O papel da propagação intramolecular de epítopos na patogénese do pênfigo foliáceo endémico (fogo selvagem). J Exp Med. 2003;197:1501-10.

109. Ishii K, Amagai M, Hall RP, Hashimoto T, Takayanagi A, Gamou S, et al. Caracterização de auto-anticorpos no pênfigo utilizando ensaios imunoenzimáticos específicos de antigénio com desmogleínas recombinantes expressas por baculovírus. J Immunol. 1997;159:2010-7.

110. Mimouni D, Foedinger D, Kouba DJ, Orlow SJ, Rappersberger K, Sciubba JJ, et al. Pênfigo vulgar dominante da mucosa com auto-anticorpos anti-desmoplakin. J Am Acad Dermatol. 2004;51:62-7.

111. Lessey E, Li N, Diaz L, Liu Z. Complemento e doenças auto-imunes vesiculares cutâneas. Immunol Res. 2008;41:223-32.

112. Gammon WR, Briggaman RA, Inman AO 3rd, Queen LL, Wheeler CE. Differentiating anti-lamina lucida and antisublamina densa anti-BMZ antibodies by indirect immunofluorescence on 1.0 M sodium chloride-separated skin. J Invest Dermatol. 1984;82:139-44.

113. Beutner EH, Chorzelski TP, Reunala TL, Kumar V. Immunopathology of dermatitis herpetiformis (Imunopatologia da dermatite herpetiforme). Clínicas em dermatologia. 1991 Jul 1;9(3):295-311.

114. Gammon WR, Briggaman RA, Inman III AO, Queen LL, Wheeler CE. Differentiating anti-lamina lucida and anti-sublamina densa anti-BMZ antibodies by indirect immunofluorescence on 1.0 M sodium chloride-separated

skin. Journal of Investigative Dermatology. 1984 Feb 1;82(2):139-44.

115. Gammon WR, Kowalewski C, Chorzelski TP, Kumar V, Briggaman RA, Beutner EH. Direct immunofluorescence studies of sodium chloride-separated skin in the differential diagnosis of bullous pemphigoid and epidermolysis bullosa acquisita (Estudos de imunofluorescência direta da pele separada por cloreto de sódio no diagnóstico diferencial de penfigoide bolhoso e epidermólise bolhosa adquirida). Jornal da Academia Americana de Dermatologia. 1990 Abr 1;22(4):664-70.

116. Pang BK, Lee YS, Ratnam KV. O padrão de pavimento na divisão do sal não consegue distinguir o penfigoide bolhoso da epidermólise bolhosa adquirida. Utilização de pele de sapo. Arch Dermatol 1993;129:744-6.

117. Chhabra S, Minz RW, Saikia B. Imunofl uorescência em dermatologia. Indian J Dermatol Venerol Leprol 2012;78:677-91.

118. Aydin S. Uma breve história, princípios e tipos de ELISA, e a nossa experiência laboratorial com análises de péptidos/proteínas utilizando ELISA. Peptides. 2015 Oct;72:4-
15. doi: 10.1016/j.peptides.2015.04.012. Epub 2015 Abr 20. PMID: 25908411.

119. Engvall E. O ELISA, ensaio de imunoabsorção enzimática. Clin Chem. 2010 Feb;56(2):319-20. doi: 10.1373/clinchem.2009.127803. Epub 2009 Oct 22. PMID: 19850633.

120. Shah K, Maghsoudlou P. Ensaio de imunoabsorção enzimática (ELISA): noções básicas. Br J Hosp Med (Lond). 2016 Jul;77(7):C98-101. doi: 10.12968/hmed.2016.77.7.C98. PMID: 27388394.

121. Konstantinou GN. Ensaio de imunoabsorção enzimática (ELISA). Methods Mol Biol. 2017;1592:79-94. doi: 10.1007/978-1-4939-6925-8_7. PMID: 28315213.

122. Leng SX, McElhaney JE, Walston JD, Xie D, Fedarko NS, Kuchel GA. ELISA e tecnologias multiplex para a medição de citocinas na investigação da inflamação e do envelhecimento. J Gerontol A Biol Sci Med Sci. 2008 Aug;63(8):879-84. doi: 10.1093/gerona/63.8.879. PMID: 18772478; PMCID: PMC2562869.

123. Gelkop S, Sobarzo A, Brangel P, Vincke C, Romão E, Fedida-Metula S, Strom N, Ataliba I, Mwiine FN, Ochwo S, Velazquez-Salinas L, McKendry RA,

Muyldermans S, Lutwama JJ, Rieder E, Yavelsky V, Lobel L. O desenvolvimento e validação de um novo ELISA competitivo baseado em nanocorpos para a deteção de anticorpos 3ABC da febre aftosa em bovinos. Front Vet Sci. 2018 12 de outubro; 5: 250. doi: 10.3389 / fvets.2018.00250. PMID: 30370272; PMCID: PMC6194346.

124. Lequin RM. Ensaio imunoenzimático (EIA)/ensaio de imunoabsorção enzimática (ELISA). Clinical chemistry. 2005 Dec 1;51(12):2415-8.

125. Wide L, Porath J. Radioimunoensaio de proteínas com a utilização de anticorpos acoplados ao Sephadex. Biochem Biophys Ata 1966;30:257-60.

126. Schmidt E, Kromminga A, Mimietz S, Leinfelder U, Sitaru C, Bröcker EB, et al. Um ensaio altamente sensível e simples para a deteção de auto-anticorpos circulantes contra o antigénio 180 do penfigoide bolhoso de comprimento total. J Autoimmun 2002;18:299- 309.

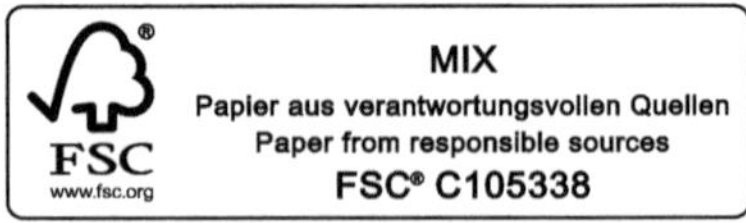

Printed by Books on Demand GmbH, Norderstedt / Germany